Dieta Anti-Inflamatoria

50 Recetas Naturales Para Aliviar El Dolor,

Curar La Enfermedad Inflamatoria,

Restaurar Su Sistema Inmunológico

Por Abigail Murphy

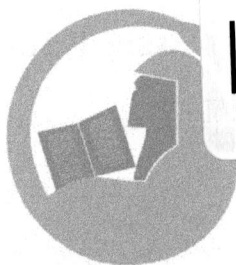

EFFINGO
Publishing

Para descubrir más libros, visite:

EffingoPublishing.com

La dieta antiinflamatoria y los planes de acción

Un plan de comidas de dos semanas con deliciosas recetas probadas para curar su enfermedad inflamatoria - Alivie por fin el dolor, restaure su sistema inmunológico y restaure su salud general.

Por:

Abigail Murphy

Descargue otro libro gratis

Queremos agradecerle por comprar este libro y ofrecerle otro (tan largo y valioso como este), "Errores de salud y forma física que no sabe que está cometiendo", completamente gratis.

Para inscribirse y recibirlo, visite el siguiente enlace:

www.effingopublishing.com/gift

En este libro, analizaremos los errores más comunes de salud y acondicionamiento físico, que usted está probablemente cometiendo en este momento, y le revelaremos cómo puede ponerse fácilmente en la mejor forma de su vida.

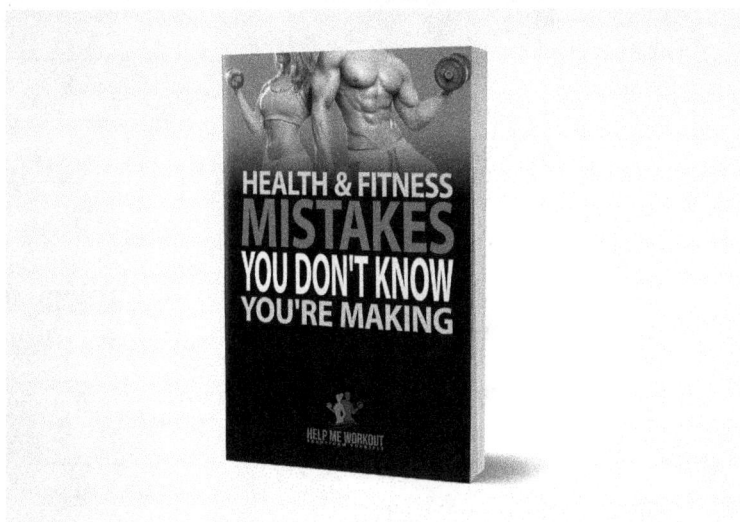

Además de este valioso regalo, también tendrá la oportunidad de recibir nuestros nuevos libros gratis, participar en sorteos y recibir otros correos electrónicos de nuestra parte. De nuevo, visite el enlace para registrarse:

 www.effingopublishing.com/gift

PÁGINA DE CONTENIDO

INTRODUCCIÓN

Internet está lleno de informaciones científicas que prueban que comer alimentos saludables promueve los procesos de curación del cuerpo. Hoy en día, vemos que las enfermedades crónicas se están convirtiendo en la parte más común de nuestras vidas. Muchas personas sufren de enfermedades como las del corazón, la presión sanguínea, la artritis, la diabetes y muchas otras.

Todas estas enfermedades están estrechamente relacionadas con la "inflamación crónica" que es un tipo de enfermedad en la que los órganos del cuerpo se inflaman, mientras que causa al mismo tiempo la inflamación de los vasos sanguíneos, el cerebro y las articulaciones del cuerpo.

El objetivo de este libro es ayudar a las personas que sufren de esta enfermedad, proponiendo planes de acción adecuados. Por lo tanto, el libro tiene como objetivo proporcionar toda la información relevante a las personas que piensan que están sufriendo de esta enfermedad o que ya la padecen. Así, con la ayuda de este libro, podrá identificar si tiene una enfermedad crónica.

El libro contiene una serie de acciones para las personas con enfermedades crónicas, que pueden seguir para ayudarles. También, incluye un plan de comidas de 14 días y deliciosas recetas para tratar enfermedades inflamatorias.

Además, antes de comenzar, le recomendamos que se suscriba a nuestro boletín electrónico para recibir actualizaciones sobre cualquier lanzamiento de nuevos libros o próximas promociones. ¡Puede registrarse gratis, y como bono, recibirá un regalo nuestro *libro* "Salud y buena forma física: errores que no hay que cometer"! Este libro ha sido escrito para desmitificar, exponer lo que se debe y lo que no se debe hacer y finalmente equiparle con la información necesaria para estar en la mejor forma de su vida. Debido a la cantidad abrumadora de información falsa y mentiras contadas por las revistas y los autoproclamados "gurús", es cada vez más difícil obtener información fiable para ponerse en forma. A diferencia de tener que pasar por docenas de fuentes tendenciosas y poco confiables para obtener información sobre su salud y estado físico, hemos creado este libro de lectura fácil con todo lo que necesita saber para obtener resultados inmediatos y así alcanzar sus objetivos de acondicionamiento físico deseados en el menor tiempo posible.

Una vez más, para suscribirse a nuestro boletín electrónico gratuito y para recibir una copia gratuita de este valioso libro, por favor visite el enlace e inscríbase ahora:

www.effingopublishing.com/gift

Capítulo 01: ¿Qué es la inflamación y la autoinmunidad?

La inflamación en el cuerpo es el proceso por el cual el cuerpo lucha contra las células que son dañinas. Es la forma natural del cuerpo de curarse por sí mismo después de combatir ciertas infecciones, heridas y otros químicos tóxicos en el cuerpo.

Por lo tanto, la inflamación es saludable para el cuerpo porque repara las células dañadas. Sin embargo, si se producen acciones inflamatorias en el cuerpo cuando no son necesarias, se convierte en una situación inestable que conduce a muchas enfermedades en el cuerpo.

Si no se trata, esta enfermedad crónica afecta al corazón, a los vasos sanguíneos, al tejido cerebral y a muchos otros órganos del cuerpo. Hay muchas maneras de tratar la inflamación no deseada en el cuerpo. Una de las formas más fáciles y saludables de tratar la inflamación es adaptarse a un régimen antiinflamatorio. Los alimentos proporcionan al cuerpo todos los elementos necesarios que requiere para curarse a sí mismo. Asimismo, al adoptar una dieta y un estilo de vida saludable, podemos mantener la inflamación en la superficie.

¿Ha pensado alguna vez en lo que causa la inflamación en el cuerpo? Hay muchas razones por las que se produce una inflamación en el cuerpo. Las razones incluyen una dieta poco saludable, toxinas ambientales, genética, falta de actividad física, dependencia de cualquier medicamento, ansiedad y estrés.

Para ayudarle a entender mejor, permítenos hacer una comparación entre la Inflamación y el Fuego. Si se usa en cantidades limitadas o controladas, el fuego es esencial para mantenernos calientes y sanos. Pero si no se controla o se utiliza en cantidades limitadas, puede tener efectos letales en el cuerpo. Además, no tiene que ser grande para causar destrucción. Así, la inflamación también es saludable para el cuerpo; es el sistema de reparación natural del cuerpo. Si se produce en un área donde no se necesita, comienza a afectar a todo el cuerpo.

Pero con una dieta saludable, puede hacerse cargo de su salud. Como se ha mencionado, la inflamación en el cuerpo es una acción protectora del cuerpo contra las infecciones. Sin embargo, al adoptar una dieta saludable, podemos convertir este enfoque protector en medidas preventivas para que el cuerpo evite una enfermedad tan crónica.

Autoinmunidad

El sistema autoinmune de un cuerpo se define como el mecanismo que tiene como objetivo proteger el cuerpo cuando se expone a bacterias, infecciones y células tumorales. Sin embargo, el objetivo es salvar el cuerpo de diferentes virus. Sin embargo, si no se controla, el sistema inmunológico comienza a afectar a los tejidos y órganos del cuerpo, que se convierten en el principal contribuyente a las enfermedades autoinmunes en el cuerpo.

Enfermedades autoinmunes

Las enfermedades autoinmunes incluyen una amplia gama de enfermedades que tienen el poder de afectar a diferentes órganos del cuerpo. La inflamación está altamente correlacionada con las enfermedades autoinmunes. Las enfermedades autoinmunes se clasifican según las partes del cuerpo afectadas. El tipo 01 se conoce como enfermedades autoinmunes localizadas; estas condiciones se limitan a órganos y tejidos específicos.

Algunos ejemplos de enfermedades autoinmunes confinadas son los siguientes

* **La enfermedad de Addison**

Esta enfermedad daña la parte exterior de la glándula suprarrenal, haciendo de la autoinmunidad la causa principal. En esta enfermedad, las glándulas suprarrenales de una persona no producen suficientes hormonas, lo que resulta en debilidad, torpeza y mala nutrición. Si no se trata, la enfermedad puede ser mortal.

* **La enfermedad de Graves**

Esta enfermedad afecta a la tiroides de una persona. Se conoce como el factor más importante que causa el "hipertiroidismo", que da lugar a una producción excesiva de anticuerpos que generan una falsa advertencia para que la glándula tiroides produzca hormonas innecesarias.

* **La diabetes de tipo 1**

El tipo 1 es una condición médica en la que el páncreas de una persona no produce suficiente insulina para el funcionamiento normal de los órganos. Si no se trata, esta enfermedad provoca graves problemas de salud porque la insulina se necesita esencialmente para controlar los niveles de azúcar en la sangre.

* ***La enfermedad de Crohn***

Es un tipo de enfermedad inflamatoria que afecta al sistema digestivo de una persona. Algunos de los síntomas son monotonía, dolor en el abdomen y debilidad del cuerpo.

Tipos de inflamación

Inflamación aguda

La inflamación que se produce en el cuerpo como resultado de un moretón en la pierna, un tobillo torcido o un dolor de garganta se llama inflamación aguda. Se trata de un mecanismo de defensa a corto plazo, en el que la inflamación se produce en el cuerpo en un punto en el que se necesita. Los efectos significativos de la inflamación aguda son el enrojecimiento, el dolor en la zona afectada y también la interrupción de la función de los órganos sólo en casos graves.

En la inflamación aguda, los vasos sanguíneos se dilatan, con un aumento del flujo sanguíneo, y los glóbulos blancos del cuerpo se desplazan a la zona dañada para promover una rápida recuperación. Como resultado, el área dañada se hincha y se enrojece.

La inflamación aguda es responsable de la liberación de la sustancia química llamada "citoquinas". La sustancia química se libera del tejido afectado del órgano y funciona como una "señal de alarma". Estas "banderas rojas" permiten a su sistema autoinmune curar el órgano dañado.

Además, ciertas sustancias, como las prostaglandinas, son responsables de la coagulación de la sangre para curar el órgano afectado. Por eso el dolor y la fiebre son parte del proceso de curación. A medida que el cuerpo comienza a sanar, los síntomas de la inflamación aguda tienden a disminuir.

Inflamación crónica

Esta inflamación se produce en un cuerpo cuando no lo necesita. Es un mecanismo de defensa a largo plazo y una inflamación constante. La inflamación crónica es la causa de muchas otras enfermedades. Este tipo de inflamación es una amenaza para el cuerpo porque ocurre en un lugar donde no se necesita.

Los glóbulos blancos, que son responsables de defender el cuerpo contra los virus o las infecciones, tienden a reunirse dentro del cuerpo. Cuando no ven ningún daño, no tienen adónde ir, así que empiezan a dañar el cuerpo en el interior.

Además, se convierten en responsables del desarrollo de otras enfermedades en el cuerpo. Por eso debemos adoptar un estilo de vida saludable para evitar una enfermedad tan crónica.

Desde los niños hasta los adultos, todos están sujetos a la inflamación en el cuerpo.

Algunos problemas de salud están relacionados con la inflamación, incluyendo

> *Enfermedad cardíaca*

La inflamación es la mayor amenaza para el sistema cardiovascular. Según las investigaciones, los problemas cardíacos se están convirtiendo en la principal causa de muerte de la población de los

Estados Unidos de América. Los altos niveles de inflamación en el cuerpo conducen a un ataque al corazón o a una apoplejía.

La inflamación crónica hace que los vasos sanguíneos se expandan. La expansión de los vasos sanguíneos provoca la coagulación de la sangre, lo que se convierte en la principal causa de un ataque al corazón o un derrame cerebral.

Si la coagulación de la sangre se produce en una arteria del corazón, una persona tiene un ataque al corazón. Del mismo modo, si la coagulación de la sangre se produce en una de las arterias cerebrales, una persona sufre un accidente cerebrovascular.

➤ *Enfermedad inflamatoria intestinal (EII)*

La enfermedad inflamatoria del intestino es el resultado de la inflamación del cuerpo. Es una enfermedad que afecta al sistema digestivo de una persona. El tipo de enfermedad se clasifica entonces en dos categorías.

1) Colitis ulcerosa

Este es un tipo de EII que es responsable de niveles más altos de inflamación en la parte interna del intestino grueso de una persona.

2) La enfermedad de Crohn

Es un tipo de EII que es responsable del aumento del nivel de inflamación que afecta al sistema digestivo de una persona.

➤ Obesidad

La obesidad es otro problema de salud que resulta de la inflamación del cuerpo. Según las investigaciones, las tasas de enfermedad han alcanzado un nivel tan alto y unos 2.000 millones de personas en todo el mundo son obesas.

➤ Artritis reumatoide

Es una enfermedad crónica que causa dolor extremo, inflexibilidad e inflamación en las articulaciones. La enfermedad ocurre cuando el sistema inmunológico ataca las articulaciones. También puede afectar al corazón y a los pulmones. Según las investigaciones, más de 50 millones de personas en toda América sufren de esta enfermedad.

➢ *Alergias*

Diversas alergias a alimentos, drogas y toxinas ambientales también se convierten en la principal causa de inflamación en el cuerpo. Muchas personas sufren de diferentes alergias en toda América.

➢ *Asma*

Cuando la inflamación afecta a los pulmones, causa asma y muchas otras enfermedades pulmonares. Algunos problemas de salud como la tos, los resfriados o la mala respiración están relacionados con la inflamación de los pulmones.

➢ *Lupus*

Es una enfermedad que afecta a diferentes partes del cuerpo. Entre las partes más importantes están las articulaciones, la piel, los problemas de corazón y los pulmones.

➢ *Cáncer*

La inflamación también puede convertirse en la principal causa de cáncer. La inflamación conduce a un crecimiento celular anormal y es una de las principales causas de la falta de células sanas en el cuerpo.

➢ Enfermedad celíaca

Es una enfermedad en la que el cuerpo no produce suficiente gluten, lo que resulta en un daño al intestino delgado.

➢ Enfermedades de la piel

Las enfermedades más comunes que damos por sentado son las enfermedades de la piel. Las enfermedades de la piel son el resultado de la inflamación de los órganos dentro del cuerpo. Incluye acné, eczema, pequeños bultos, manchas rojas y psoriasis. Si no se tratan, estas condiciones de la piel se convierten en la parte permanente de la piel de una persona y también conducen a otros problemas relacionados con la piel.

➢ Dolores de cabeza

Los dolores de cabeza son otro problema médico muy común que se produce como resultado de la inflamación. Según las investigaciones, más de 35 millones de personas sufren de migrañas en toda América.

➤ *Trastornos neurológicos*

Según las investigaciones, los órdenes neurológicos comparten una fuerte correlación con la inflamación en diferentes órganos del cuerpo.

Señales de inflamación

Algunos de los síntomas de la inflamación se discuten en esta sección. Aquí están los síntomas científicamente probados de la inflamación en el cuerpo.

1) Lasitud

Dormir demasiado o muy poco puede causar inflamación en el cuerpo. El tiempo promedio de sueño recomendado por los expertos es de 6 a 8 horas. Si usted sigue esta rutina de sueño y todavía se siente cansado, es probable que su cuerpo esté sufriendo de una inflamación. La fatiga es el síntoma más común de la inflamación. Si a pesar de dormir las horas adecuadas, nota más fatiga, consulte a un médico.

2) Dolores de cabeza severos

Los dolores de cabeza son la indicación más común de inflamación en el cuerpo. Si experimenta un dolor continuo en los hombros o en la columna vertebral, es muy probable que sufra una inflamación del cuerpo.

3) Problemas digestivos

La mayoría de las veces, la inflamación no deseada se produce alrededor del estómago que afecta directamente al sistema digestivo de una persona. Cuando el sistema digestivo está afectado, una persona tiene problemas para digerir cualquier cosa.

Además, la inflamación alrededor del estómago provoca hinchazón, calambres y otras alergias alimentarias.

Si ha observado un problema digestivo, probablemente debería consultar a un médico.

4) Ganglios linfáticos inflamados

Los nódulos linfáticos están presentes alrededor de su cuello. Estos nodos sirven como un "HUB" para el sistema inmunológico de una persona. Puede que haya notado inflamación de los ganglios linfáticos si tiene un resfriado o dolor de garganta. Eso significa que su cuerpo está luchando contra el virus. Sin embargo, si la condición no desaparece por sí sola, debe consultar a un médico.

5) Nariz tapada

Puede sonar extraño, pero una nariz tapada es otra indicación de que tiene una inflamación en su cuerpo. El cuerpo reacciona a la inflamación de diferentes maneras. Problemas como ojos fríos y llorosos y una nariz tapada están relacionados con la inflamación del cuerpo.

6) Acné

El acné es el síntoma más común de inflamación interna en el cuerpo. Es una enfermedad que afecta a personas de todas las edades. Sin embargo, desaparece después de un tiempo y no se necesita tomar medicación para el acné. Si nota que su acné se mantiene por más tiempo, debe consultar a un médico para ver si tiene otra condición crónica.

7) Niebla cerebral

La inflamación en el cuerpo también puede afectar al cerebro. En este caso, a la mayoría de la gente le cuesta pensar. No debe dar esto por sentado y consultar a un médico, ya que la incapacidad de pensar es otro signo común de inflamación en el cuerpo.

8) Acidez estomacal

Otro indicio latente de inflamación es la presencia de acidez en el cuerpo. Este problema es bastante difícil de identificar porque mucha gente lo confunde con problemas digestivos. Es una condición médica en la que el ácido del estómago viaja al esófago y causa una severa acidez estomacal.

Mitos sobre las enfermedades autoinmunes

Muchas personas tienen opiniones diferentes cuando se trata de enfermedades autoinmunes. Muchas personas creen firmemente que estas enfermedades autoinmunes no se pueden curar, ni siquiera adoptando un estilo de vida diferente.

Por lo tanto, discutiremos algunos de los mitos sobre las enfermedades autoinmunes y analizaremos si hay alguna autenticidad en estos mitos.

Los trastornos existen para toda la vida

Es cierto que si no se tratan, estas enfermedades pueden tener un impacto negativo en la salud de una persona a lo largo de su vida. Pero, con la ayuda de una dieta antiinflamatoria, estos trastornos pueden revertirse.

Los trastornos sólo pueden curarse con la ayuda de drogas potentes

Las enfermedades autoinmunes son el resultado de la inflamación del cuerpo. Sin embargo, en los casos graves, una persona debe someterse a un tratamiento médico completo. Sin embargo, se ha observado de manera significativa que al adoptar una dieta antiinflamatoria, la necesidad de tomar medicamentos fuertes ha disminuido en mayor medida.

La mala digestión no tiene nada que ver con la inflamación.

El mito de que la inflamación en el cuerpo no tiene nada que ver con el sistema digestivo es inútil. En el pasado se han realizado muchos tipos de investigación que muestran una fuerte correlación entre un sistema digestivo deficiente y la inflamación.

No puede cambiar su genética

Sí, no podemos cambiar nuestra genética, pero podemos controlarla. Se ha observado que las personas con trastornos autoinmunes han mostrado una mejora significativa al adoptar una dieta antiinflamatoria. La genética puede representar el 30% de las posibilidades, pero el 70% se basa en el entorno del que se rodea. Así que a pesar de la presencia de estos trastornos en sus genes, todavía puede controlar estos síntomas y tener una vida mejor.

Formas de reducir la inflamación

Aunque es la enfermedad más grave, si no se trata, se sorprenderá al saber que la inflamación se puede controlar fácilmente adoptando un estilo de vida diferente. Los cambios en el estilo de vida no sólo ayudan a controlar la inflamación en el cuerpo, sino que también ayudan a reducir los niveles de colesterol y azúcar en el cuerpo.

En este libro, discutiremos en detalle la adopción de un estilo de vida positivo. Sin embargo, a continuación se mencionan algunos de los cambios para reducir la inflamación:

1) No se puede fumar.

Se reconoce ampliamente que fumar está asociado con las enfermedades cardíacas. Es la causa más común de daño pulmonar. Los efectos secundarios de fumar no sólo se limitan a problemas cardíacos y pulmonares, sino que también es una de las causas de la inflamación en el cuerpo. Daña los vasos sanguíneos de la persona y también favorece la aterosclerosis. Así, al abandonar este hábito, el riesgo de enfermedades cardíacas se reduce a la mitad.

2) El peso corporal

Como vimos anteriormente, la obesidad es otra causa esencial de inflamación en el cuerpo. La incapacidad de mantener el peso corporal puede disminuir el factor de riesgo de varias enfermedades. Tener una gran cantidad de grasa alrededor del estómago es una advertencia para las enfermedades del corazón. Al manteniendo un peso corporal saludable, los niveles de inflamación en el cuerpo se reducen significativamente.

3) Ejercicio

La falta de actividad física puede conducir no sólo a la inflamación, sino también a muchas otras enfermedades. Hacer ejercicio durante 20 a 60 minutos puede reducir la inflamación en el cuerpo. Las largas caminatas y los paseos enérgicos también son muy eficaces para reducir la inflamación del cuerpo.

4) Dieta antiinflamatoria

La elección de los alimentos tiene una gran influencia en la reducción de la inflamación en el cuerpo. Muchas personas consumen alimentos que contienen un gran número de azúcares y son procesados. Comer estos alimentos tiene efectos adversos para la salud porque son la principal causa de inflamación en el cuerpo. El régimen antiinflamatorio ha demostrado hasta ahora ser la forma más efectiva pero también la más segura de reducir la inflamación.

Simplemente añadiendo diferentes frutas y verduras a su dieta, puede reducir significativamente los altos niveles de inflamación en el cuerpo.

5) No se estrese

La forma de manejar el estrés crónico tiene mucho que ver con la reducción de los niveles de inflamación. Con la ayuda de varios ejercicios, puede manejar muy bien su estrés.

6) Evite los azúcares

El azúcar refinado se considera la causa más común de inflamación en el cuerpo. Aunque se asocia con riesgos para la salud, la gente lo sufre todo el día. Puede controlar la inflamación evitando o limitando la cantidad de azúcar que tome.

7) Duerma bien.

El sueño se considera la mejor terapia de reparación para el cuerpo humano. Permita que cada parte de su cuerpo descanse y se repare a sí mismo. Una buena noche de sueño sin duda trae muchos beneficios para la salud. Con un sueño adecuado de 6 a 8 horas, los niveles de inflamación se reducen enormemente.

CAPÍTULO 02: CURAR SU SISTEMA INMUNOLÓGICO Y LA SALUD EN GENERAL

Hay ciertas cosas en la vida sobre las que no tenemos control. Afortunadamente, todavía tenemos la capacidad de controlar nuestra dieta. En última instancia, es nuestra elección personal proveer a nuestros cuerpos con comida saludable. La alimentación sana desempeña un papel importante en la prevención, el desarrollo, la gestión y el control de estas enfermedades inflamatorias.

Usted necesita saber lo suficiente sobre los tipos de alimentos que son dañinos para el cuerpo. Hay una gran variedad de alimentos en el mercado, y es muy conveniente elegir alimentos saludables. No importa si usted es vegetariano o si sigue una dieta diferente, lo importante es elegir algo saludable para su cuerpo y evitar estas dietas inflamatorias.

Por lo tanto, el segundo capítulo está dedicado a la alimentación sana y a la curación de su sistema inmunológico y la salud en general.

Los alimentos que agravan la inflamación

El mejor remedio para su sistema inmunológico y la salud en general es una dieta saludable. Nuestra elección de alimentos puede curar la inflamación o empeorarla. En esta sección, veremos todos estos alimentos que tienen efectos adversos para la salud, y también hablaremos de las formas de curar la inflamación en el cuerpo.

1) Productos lácteos

La leche se considera generalmente un alimento esencial responsable del fortalecimiento de los huesos, y ayuda a mantenernos fuertes. Puede ser bueno y saludable para muchas personas, pero para algunos, los productos lácteos no son buenos. El cuerpo humano es muy complejo, y está compuesto por millones de enzimas, cada una con una función diferente. Si una de estas enzimas no funciona correctamente, causa varios problemas en el cuerpo.

La lactasa es una enzima que se encuentra en el intestino delgado humano. La enzima lactasa es muy crítica y es responsable de la digestión de los productos lácteos que consumimos.

Sin embargo, algunas personas tienen deficiencia de lactasa. Sus cuerpos no producen la lactasa necesaria para digerir los "azúcares de la lactosa" de la leche. Esta brecha no es algo que podamos dar por sentado. Si no se controla, también puede causar gases, problemas estomacales y diarrea.

Además de la intolerancia a la lactosa, existen muchas otras alergias y enfermedades que una persona puede sufrir al consumir productos lácteos.

Según las investigaciones realizadas por FARE (Food, Allergy, Research, and Education), estas enfermedades inflamatorias crónicas son muy comunes entre las personas que viven en América del Norte.

Hoy en día, algunas personas todavía creen que la leche es un alimento que forma moco. La razón por la que dificulta la digestión es que crea un lodo en el tracto digestivo e impide el consumo o la absorción de alimentos saludables.

Los productos lácteos se preparan a partir de la leche. Las vacas destinadas a dar leche para productos lácteos se crían con hormonas de crecimiento y medicamentos artificiales. Cuando consumimos estos productos, hay una mayor posibilidad de que estas drogas y hormonas de crecimiento sintéticas puedan interferir con nuestras hormonas y también pueden conducir a enfermedades inflamatorias.

Además, los productos lácteos están cargados de toneladas de azúcares, y los sabores artificiales para añadir dulzura también pueden agravar la inflamación en el cuerpo.

Los productos lácteos que no debe consumir son:

- Leche
- Yogur
- Queso
- Mantequilla
- Helado
- Kefir, etc.

  2) Productos de gluten

El gluten también tiene muchos efectos dañinos para el cuerpo. Se encuentra en el trigo, la cebada, el triticale y algunos otros productos. El gluten ayuda a que los alimentos como los cereales, la pasta y el pan mantengan su forma.

El gluten también se encuentra en algunos productos cosméticos como el bálsamo labial y el pegamento en la parte posterior de los sobres.

La intolerancia al gluten también se ha convertido en uno de los problemas de salud más comunes en los Estados Unidos. Las personas que padecen esta enfermedad tienen dificultades para digerir el gluten. Una dieta que contenga gluten y sus productos puede provocar graves problemas de salud a quienes la padecen.

Las investigaciones han demostrado que alrededor del 35% de los adultos en los Estados Unidos eligen eliminar el gluten de sus dietas y algunos de ellos no tienen la enfermedad celíaca. Sin embargo, para sentirse más seguros, deciden eliminar el gluten de su dieta.

Las personas que desean seguir una dieta sin gluten deben revisar las etiquetas que dicen "sin gluten" antes de comprar estos alimentos procesados.

Tomemos el ejemplo de la avena. Durante la formación de la avena, entran en contacto con el trigo, y esto no es en absoluto saludable para una persona con enfermedad celíaca.

Las personas con enfermedad celíaca pueden ser tan sensibles que incluso pequeños rastros de gluten en uno de sus alimentos pueden empeorar su condición. Así que tienen que ser muy cuidadosos cuando comen algo. Además, algunos de los artículos no comestibles también pueden contener gluten, y las personas con enfermedad celíaca deben mantenerse alejadas de estos productos. Algunos productos no comestibles que contienen gluten son..:

- Pintalabios y bálsamos labiales para labios agrietados

- Suplementos alimenticios

Como se mencionó anteriormente, el gluten se utiliza en productos para mantener su forma. Es un ingrediente oculto, por lo que las personas con enfermedad celíaca deben tener mucho cuidado al comprar alimentos sin gluten. Estos son algunos de los alimentos que contienen gluten que todos deberíamos evitar:

* Tarta

* Caramelos

* Pedazos de pan

* Fideos

* Sopas

* Productos de panadería

* Soja

    3)   Cacahuetes

Los efectos de estos alimentos sobre la salud varían de una persona a otra. Algunas personas no son alérgicas a los cacahuetes, pero otras son propensas a diferentes alergias cuando comen cacahuetes. Sin embargo, los cacahuetes contienen ácidos grasos omega 6 y muchos otros nutrientes saludables, pero debe evitar comerlos para protegerse de estas enfermedades inflamatorias crónicas. Además, la mantequilla de maní y otros productos de maní en el mercado utilizan sabores artificiales y mucha azúcar, lo que puede provocar muchos problemas de salud en el cuerpo.

2) El consumo de alcohol

Si se consume en cantidades limitadas, puede proporcionar a un individuo diferentes antioxidantes. Pero, si se consume en exceso, puede conducir a la producción de "proteína C reactiva".

Uno de los problemas más comunes a los que se pueden enfrentar los consumidores de alcohol es el de la "hiperpermeabilidad intestinal". Esta enfermedad se produce cuando el cuerpo encuentra problemas con diversas toxinas bacterianas que salen del colon y entran en el cuerpo. Por eso la "hiperpermeabilidad intestinal" es responsable de la inflamación en el cuerpo.

3) Maíz

El maíz es el alimento OGM más común. Casi el 85 por ciento del maíz en los Estados Unidos es un "alimento genéticamente modificado". Los alimentos OGM son alimentos producidos específicamente por organismos, con modificaciones del ADN a través de métodos de ingeniería genética. Por lo tanto, estos alimentos OGM son relativamente nuevos para nuestro metabolismo y pueden tener graves efectos sobre la salud. Estos cambios no son adecuados para la salud. Los productos de maíz como el aceite vegetal, el azúcar de maíz, el jarabe de maíz son todos muy ricos en ácidos grasos omega-6 y son la principal causa de inflamación en el cuerpo.

Los alimentos de maíz que deben evitar incluyen:

* Maltosa

* Jarabe de maíz

* El jarabe dorado

* Almidón de maíz

* Azúcar de maíz

* Harina de maíz

6)   Soja

Al igual que el maíz, la soja también se considera uno de los alérgenos más comunes. También entra en la categoría de alimentos OGM. Según las investigaciones, alrededor del 90% de la soja utilizada en los Estados Unidos de América está genéticamente modificada. Además, los alimentos contienen goitrógenos que son los principales responsables de la obstrucción de la función tiroidea. Los antinutrientes presentes también pueden interactuar con el sistema digestivo y causar inflamación. Algunos de los alimentos de soja que hay que evitar son:

- Tofu

- Yogur de soja

- Proteína de soja

- Helado de soja

- Harina

- Aceites

7) Cafeína

La cafeína, conocida como el estimulante matutino, es consumida por personas de todo el mundo. Este es un compuesto químico que se encuentra en el té y el café. Pero si tiene una enfermedad inflamatoria, la cafeína es una mala opción para usted. El compuesto químico interactúa con el sistema digestivo y bloquea el proceso de digestión, dando lugar a la inflamación. Además de los problemas digestivos, se sabe que la cafeína también aumenta los latidos del corazón, los trastornos alimentarios y también puede aumentar la presión arterial de una persona. Sin embargo, aunque se utilice en todo el mundo, esto no justifica los efectos secundarios de este compuesto químico.

4) Azúcar

El azúcar es indudablemente dañino para la salud. También se le llama "veneno blanco": aumenta los niveles de azúcar en la sangre, lo que lleva a la producción de citoquinas inflamatorias. Los sabores artificiales, los edulcorantes y los alimentos procesados contienen toneladas de azúcar. Daña los huesos y debilita el sistema inmunológico.

5) Huevos

Puede sonar extraño, pero sí, los huevos también son inflamables para algunas personas que tienen problemas para digerirlos. Se ha observado que los huevos de los corrales de engorde son ricos en ácidos grasos omega-6, que son responsables de la inflamación en el cuerpo. Por otro lado, los huevos orgánicos están cargados con una dieta saludable y ácidos grasos Omega 3 que son increíblemente saludables para nuestros cuerpos.

6) Los vegetales de la familia de las solanáceas

Estos vegetales pertenecen a una familia particular de plantas llamadas "Solanáceas". Algunas de estas especies son venenosas, como la belladona. Pero los seres humanos consumen otros como papas blancas, tomates, pimentón, berenjenas, pimientos.

La razón por la que estos vegetales se consideran dañinos es que contienen alcaloides, que son muy tóxicos para el cuerpo. También se cree que estos vegetales están altamente correlacionados con la causa de la inflamación en el cuerpo.

Alimentos para un cuerpo sano

En la sección anterior, hablamos de los alimentos que agravan la inflamación en el cuerpo. Puede parecerle que no queda nada para comer, y que cualquier otro alimento está relacionado con la inflamación. Esto no es así, incluso después de evitar los alimentos mencionados anteriormente, todavía hay muchos alimentos que se pueden comer para un cuerpo sano.

Las verduras y frutas son conocidas como los mejores alimentos antiinflamatorios. Estos son alimentos que forman parte de una dieta saludable y pueden reducir en gran medida la inflamación en el cuerpo.

1) Vinagre de sidra de manzana

Mucha gente subestima las cualidades del vinagre de sidra de manzana. Se hace con manzanas después del proceso de fermentación. Aumenta significativamente el nivel de acidez en el estómago y mejora la digestión. Como hemos visto, la mayoría de estas enfermedades inflamatorias son el resultado de una mala digestión. Cuando utilizamos el vinagre de sidra de manzana, no sólo ayuda a la digestión sino que también nos protege de los resfriados, la tos, la gripe y otras infecciones bacterianas.

2) Caldos de hueso

Los caldos de huesos son líquidos que contienen hueso y tejido conectivo. Son muy beneficiosos para la inflamación y muy fáciles de hacer. Estos contienen colágeno y otros nutrientes saludables, una vitamina para el cuerpo. Además, ofrecen muchos aminoácidos para el cuerpo. Se sabe que los aminoácidos presentes ayudan al proceso de digestión. Las investigaciones muestran que las personas con problemas digestivos tienden a tener niveles reducidos de aminoácidos en el cuerpo. Los caldos de huesos son una de las formas más seguras y saludables de aumentar los niveles de aminoácidos en el cuerpo.

3) Piscis

La carne roja tiene una mala reputación cuando se trata de tener un cuerpo sano. La razón de su mala reputación es el colesterol; es una de las razones del empeoramiento de la inflamación. Sin embargo, la carne de pescado ha ganado, por su parte, una excelente reputación por tener un cuerpo sano. La carne de pescado es extremadamente rica en ácidos grasos omega 3 y también es rica en otros nutrientes saludables que ayudan a reducir la inflamación en el cuerpo. Pescados como el salmón, el pargo, el bacalao, el atún, la lubina y el fletán son todos muy ricos en grasas saludables. El salmón es el único pescado que contiene EPA y DHA, los ácidos grasos omega-3 que producen moléculas antiinflamatorias.

4) Verduras de Allium

Los vegetales de allium también se conocen como vegetales antiinflamatorios. Allium" es una palabra latina que significa "Ajo". El hombre ha estado usando el ajo durante muchos años. A pesar de su edad, estas verduras todavía hacen milagros para salvarnos de las enfermedades inflamatorias crónicas. Las verduras de Allium incluyen ajo, cebolla, cebollino, chalota, cebolla verde y puerro. Estos están llenos de muchos nutrientes saludables. La cebolla A es una molécula que contribuye significativamente a reducir la inflamación en el cuerpo. La molécula está presente en las cebollas.

5) Cereales sin gluten

La quínoa se ha convertido en el cereal sin gluten más popular. Es una rica fuente de fibra que ayuda a combatir las enfermedades inflamatorias. El segundo producto es el arroz integral, que tiene una importancia significativa en el control de los niveles de azúcar en el cuerpo. Como han demostrado las investigaciones, la sustitución del arroz blanco por el arroz integral ha mejorado significativamente los beneficios para la salud.

6) Raíz de vegetales

Los vegetales de raíz no sólo son deliciosos, sino que también son muy ricos en nutrientes. Las verduras de raíz como las patatas dulces, chirivías, colinabos y remolachas están cargadas de vitaminas que estimulan el sistema inmunológico.

Las zanahorias son una buena fuente de vitamina A, y las batatas contienen elementos útiles para la digestión. Además de la digestión, estas verduras ayudan a la visión, estimulan el sistema inmunológico y mantienen la piel brillante.

7) Bahías

Como se mencionó anteriormente, los frutos son conocidos por sus propiedades antiinflamatorias. Por lo tanto, las bayas también son una buena fuente de antioxidantes.

8) Hojas verde oscuro

Las hojas de color verde oscuro son ricas en antioxidantes. Son ricos en vitamina A, vitamina C, vitamina E y vitamina K. Las verduras de hoja verde oscura son ricas en ácidos grasos omega 3 que ayudan a la digestión y también son muy buenas para el sistema nervioso.

9) Nueces y semillas

Las nueces y las semillas de chía son las mejores para la inflamación del cuerpo. Ambos productos son ricos en proteínas y fibras y también son muy ricos en ácidos grasos Omega 3.

10) Jengibre

El jengibre tiene propiedades antiinflamatorias. Tiene un compuesto llamado "gingerols" que inhibe las moléculas antiinflamatorias. También se utiliza para tratar muchas afecciones médicas como problemas digestivos, artritis, dolores de cabeza, resfriados y muchos otros.

CUIDA DE SUS INTESTINOS

En resumen, estas enfermedades inflamatorias pueden reducirse a un nivel drástico simplemente adoptando una dieta saludable. La dieta antiinflamatoria es la que mantiene el cuerpo alejado de la inflamación.

La pauta a seguir es la siguiente:

1. Coma suficientes frutas y verduras

2. Coma alimentos con un alto contenido de grasa

3. Siempre hay que encontrar un equilibrio entre los ácidos grasos Omega 3 y Omega 6.

4. Coma alimentos que apoyen a sus intestinos

5. Evite los azúcares artificiales y los alimentos procesados.

6. Beba suficiente agua para mantenerte hidratado.

7. Por último, pero no menos importante, duerma lo suficiente durante 6 u 8 horas.

Pasemos a los planes de dieta

El plan de dieta vegana

El plan de dieta vegana consiste en frutas, vegetales, nueces, semillas y aceite. Tengan cuidado y traten de no usar productos animales en esta dieta.

1) Coma suficientes frutas y verduras

Come suficientes frutas y verduras para obtener todos los nutrientes antiinflamatorios. Una vez que adopte esta rutina, verá un cambio positivo en su salud.

2) Coma proteínas vegetales

Las proteínas vegetales son esenciales para tener un nutriente antiinflamatorio. Algunos vegetarianos son conocidos como "Carbotarianos". Comen pasta, arroz integral, pan y productos horneados. La proteína vegetal es esencial en la dieta porque ayuda a reparar y curar el tejido dañado.

3) La ingesta de ácidos grasos Omega 3

Coma alimentos con alto contenido de ácidos grasos Omega 3. Los ácidos grasos Omega 3 ayudan al proceso de digestión. Coma nueces, semillas y vegetales frescos.

4) Evita los alimentos procesados

Las personas que siguen una dieta vegetariana a menudo tienden a desarrollar un antojo de lo sabroso. Optan por alimentos veganos procesados, con la textura de los alimentos animales como el pollo vegano, el atún, las salchichas, etc. Le aconsejamos a todos estos veganos que no escojan esta opción. Los alimentos procesados contienen sabores artificiales, conservantes, y eso no es saludable. Además, los productos no lácteos, como el yogur y el queso, se espesan con estabilizadores artificiales llamados carragenina. La carragenina es un compuesto químico responsable de la inflamación en el cuerpo.

5) Comer cereales sin gluten

Coma alimentos sin gluten y evite los productos con gluten. Coma arroz integral en lugar de arroz blanco, coma cereales saludables y no se sienta tentado a comer alimentos que causen inflamación en el cuerpo.

Como hemos visto, comer saludablemente no es una cuestión de límites estrictos; mantenerse demasiado delgado o resistirse a la comida que más le gusta. Más bien, se trata de sentirse bien, tener más energía, mejorar la salud y el estado de ánimo.

Una dieta saludable no debería ser muy difícil de adquirir. Si se siente sorprendido por todos los consejos contradictorios sobre nutrición y dieta, no está solo. Descubrirá que por cada experto que le diga que un alimento en particular es adecuado para ti, otro le dirá todo lo contrario. La verdad es que aunque se ha demostrado que algunos alimentos o nutrientes específicos tienen un efecto beneficioso sobre el estado de ánimo, el más importante es su dieta general. La base de una dieta saludable debe ser reemplazar los alimentos procesados por alimentos reales siempre que sea posible. Comer alimentos en el estado más natural posible puede hacer una diferencia significativa en la forma de pensar, mirar y sentir.

La proteína le da la energía que necesita para levantarse y seguir adelante, mientras que también ayuda al estado de ánimo y al proceso de pensamiento. Sin embargo, el exceso de proteína puede ser una amenaza para la vida de las personas con enfermedades renales. Las últimas investigaciones sugieren que muchos de nosotros necesitamos más proteína de alta calidad, especialmente a medida que envejecemos. Eso no significa que necesites comer más productos animales: una variedad de fuentes vegetales de proteínas cada día puede proporcionar a su cuerpo todas las proteínas esenciales que necesita.

Para prepararse a tener éxito, mantenga un plan simple. Comer sano no tiene por qué ser difícil. En lugar de preocuparse demasiado por contar las calorías, piense, por ejemplo, en su dieta en términos de color, variedad y frescura de los alimentos. Debe evitar los alimentos empaquetados y procesados y optar por ingredientes más frescos siempre que sea posible.

Capítulo 03: Plan de comidas de 14 días y protocolos a seguir

La inflamación es el proceso normal desencadenado por el cuerpo de una persona en respuesta a una enfermedad o a las toxinas que causan una enfermedad crónica. Este es un proceso a corto plazo, pero si no se maneja adecuadamente, puede conducir a una inflamación a largo plazo. Puede ser tan implacable que puede causar o desencadenar graves problemas de salud. Este capítulo presenta un plan de comidas de 14 días para reducir la inflamación.

La mayoría de los regímenes antiinflamatorios se basan en :

- Limitación del azúcar adicional

- Productos refinados limitados

- Evitar los procesos de cocción que causen ignición

Para reducir la inflamación, una persona debe comer alimentos que proporcionen antioxidantes, porque son el principal factor de reducción de la inflamación en el cuerpo.

La dieta antiinflamatoria consiste en comer alimentos que ayudan a reducir la inflamación en el cuerpo. Cuando restringimos los alimentos que tienden a aumentar la inflamación, empezamos a luchar contra las enfermedades inflamatorias. La dieta antiinflamatoria se centra en frutas y verduras vibrantes, frijoles y granos enteros ricos en fibra, grasas saludables (como las que se encuentran en el salmón, las nueces y el aceite de oliva) y hierbas, especias y té ricos en antioxidantes.

Debemos limitar los alimentos procesados que contienen grasas trans no saludables, carbohidratos refinados como la "harina blanca" y el "azúcar blanco", que también contienen mucho sodio.

Ofrecemos un programa de comidas de 1.200 calorías, en el que nos esforzamos por proporcionarle una semana llena de comidas y aperitivos deliciosos y saludables. Nuestro plan de nutrición le ayudará a llevar una vida saludable y exitosa.

La inflamación puede ser desencadenada por varios otros factores ajenos a la alimentación, como la reducción de los niveles de actividad, el estrés y el sueño insuficiente. Adoptar un estilo de vida saludable y añadir hábitos saludables a su vida diaria también puede ayudar a prevenir la inflamación.

Para obtener los máximos beneficios antiinflamatorios, combine este plan de comidas saludables con su actividad física diaria, apuntando a unas dos horas y media de actividad razonable por semana. Elija actividades que ayuden a reducir la inflamación como el yoga, la meditación o cualquier otra cosa que encuentre relajante, y trate de dormir lo suficiente cada noche (al menos seis o siete horas por noche). Incluso si usted está trabajando duro para reducir la inflamación vigorosamente o simplemente está buscando un plan de alimentación saludable, el plan de comidas antiinflamatorias de 7 días puede ayudarle a alcanzar sus objetivos de salud.

Régimen antiinflamatorio (día 01) :

Comer alimentos ricos en ácidos grasos omega-3, como el salmón y el atún blanco, y las sardinas reducen los niveles de inflamación. El plan de alimentación es incluir al menos dos "porciones de 3 onzas" de pescado con alto contenido de ácidos grasos omega-3 y comerlas cada semana.

Desayuno, "287 calorías".

- Una porción de avena con arándanos y plátanos
- Una taza de té verde

Bocadillos de la tarde, "31 calorías".

- 1/2 taza de moras

Hora del almuerzo, "325 calorías".

- Una porción de ensalada verde con edamame y remolacha

Merienda de la noche, "117 calorías".

- Dos cucharadas de Tahini con cúrcuma y jengibre

- una zanahoria mediana

Cena "442 calorías".

- Una porción de salmón crujiente con nueces y romero

- Una porción de calabaza y manzanas asadas con cerezas secas y pepitas

Total de calorías y nutrición: 1.202 calorías, 57 g de proteínas, 131 g de carbohidratos, 30 g de fibra, 54 g de grasa, 1.520 mg de sodio.

Régimen antiinflamatorio (día 02) :

El día 02 incluye el consumo de alimentos que contienen vitamina C, que es un antioxidante y tiene efectos antiinflamatorios. La vitamina C ayuda a reducir el daño a las células causado por los radicales libres que podrían activar la inflamación. Se ha demostrado que las personas con una dieta rica en vitamina C tienen niveles reducidos del marcador inflamatorio de la proteína C reactiva y un riesgo menor de enfermedades inflamatorias, como la gota y las enfermedades cardíacas. La dieta incluye un batido de frambuesa y kéfir que proporciona el 45% del porcentaje recomendado de ingesta de vitamina C.

Desayuno, "249 calorías".

- Una porción de batido de frambuesa y kéfir

Merienda, "28 calorías".

- 1/3 taza de arándanos

Almuerzo "381 calorías".

- Una porción del Tazón de Buda de Súper Alimentos Vegetarianos

Merienda de la noche, "156 calorías".

- 1 onza de chocolate negro

Cena "393 calorías".

- una porción de ensalada de coliflor y garbanzos con especias indias
- 5 onzas de atún albacora enlatado sin sal, en agua (escurrido)

Total de calorías y nutrición: 1.215 calorías, 70 g de proteínas, 143 g de carbohidratos, 35 g de fibra, 47 g de grasa, 1.054 mg de sodio

Régimen antiinflamatorio (día 03) :

Al tercer día, comerá antocianina, un poderoso compuesto antioxidante que se encuentra en las frutas y verduras de color oscuro como el rojo, el morado y el azul. El antioxidante también se encuentra en el vino tinto. Las investigaciones indican que la antocianina desempeña un papel importante en la reducción de los marcadores de inflamación que pueden reducir los riesgos de salud relacionados con el cáncer y las enfermedades cardíacas. Coma bayas congeladas para proporcionar apoyo antiinflamatorio para sus batidos matutinos o avena. Al comprar bayas congeladas, puede sacar el máximo provecho de ellas, incluso fuera de temporada.

Desayuno, "263 calorías".

- 1 taza de yogur griego natural bajo en grasa

- 1 1/2 cucharadas de nueces picadas

- 1/4 de taza de arándanos

- 1 taza de té verde

Añada yogur con nueces y arándanos para mejorar el sabor.

La merienda de la tarde, "42 calorías".

* 2/3 taza de frambuesas

Almuerzo "381 calorías".

* una porción del Tazón de Buda de súper alimentos vegetarianos

Merienda de la noche, "117 calorías".

* 2 cucharadas de Tahini con cúrcuma y jengibre
* una zanahoria mediana

Cena "409 calorías".

* una porción de ensalada picada con salmón y aderezo de ajo cremoso

Total de calorías y nutrición: 1.212 calorías 77 g de proteína, 97 g de carbohidratos, 28 g de fibra, 63 g de grasa, 813 mg de sodio

Régimen antiinflamatorio (Día 04) :

El día 04 consiste en comer chocolate negro y cacao. El chocolate tiende a reducir los marcadores de inflamación y es muy útil para reducir las enfermedades del corazón. El cacao contiene quercetina flavonol, un poderoso antioxidante que ayuda a proteger nuestras células, por lo que el chocolate negro es una parte esencial de la dieta antiinflamatoria. Incluya un cuadrado de 1 onza al día del chocolate más oscuro y obtenga los mayores beneficios para la salud.

Desayuno, "222 calorías".

* Una porción de cacao y pudín de frambuesa

Merienda, "109 calorías".

* 1/2 taza de yogur griego natural bajo en grasas

* 1/4 de taza de arándanos

Almuerzo "381 calorías".

* Una porción del Tazón de Buda de Súper Alimentos Veganos

Merienda de la noche, "9 calorías".

* 1/2 taza de pepino en rodajas

* Una pizca de sal

* Una pizca de pimienta

Cena "472 calorías".

* una porción de batata rellena con vinagreta de humus

Total de calorías y nutrición: 1.191 calorías, 56 g de proteínas, 168 g de carbohidratos, 49 g de fibra, 39 g de grasa, 1.100 mg de sodio.

Régimen antiinflamatorio (día 05) :

Se ha demostrado que los probióticos tienen enormes beneficios para la salud y son una excelente fuente de reducción de la inflamación. Se encuentran en el yogur, el kéfir, la kombucha y el kimchi y ayudan enormemente a mantener un intestino sano. Según las investigaciones, un intestino sano fortalece nuestro sistema inmunológico; ayuda a mantener un peso saludable y reduce en gran medida la inflamación. Además, asegúrese de añadir prebióticos, que son fibras vegetales indigeribles que se encuentran en el ajo, las cebollas y los granos enteros. Permite la inflamación de las bacterias buenas y mejora la salud general del intestino.

Desayuno, "249 calorías".

- una porción de batido de frambuesa y kéfir

Merienda, "2 calorías".

- una taza de té verde

Almuerzo "381 calorías".

- una porción del Tazón de Buda de súper alimentos vegetarianos

Merienda de la noche, "58 calorías".

- 1 cucharada de Tahini con cúrcuma y jengibre
- 3/4 de taza de pepino en rodajas

Cena "414 calorías".

- una porción de bistec coreano, kimchi y tazón de arroz de coliflor

Total de calorías y nutrición: 1.224 calorías, 57 g de proteínas, 112 g de carbohidratos, 28 g de fibra, 53 g de grasa, 1.067 mg de sodio

Dieta antiinflamatoria (Día 06)

Se ha observado que aproximadamente el 21% de los adultos de los Estados Unidos tienen alguna forma de artritis. Es una enfermedad inflamatoria que afecta a las articulaciones. La enfermedad suele tratarse con medicamentos que se recetan al mismo tiempo que el régimen antiinflamatorio. Se sabe que estas dietas ricas en magnesio reducen la inflamación y contribuyen en gran medida al mantenimiento del cartílago de las articulaciones. Muchas personas que viven en los Estados Unidos no obtienen suficiente magnesio y, por lo tanto, tienden a sufrir más de la enfermedad. Asegúrese de incluir legumbres, nueces y verduras de hoja verde en su dieta para obtener los máximos beneficios para la salud.

Desayuno, "249 calorías".

- Una porción de batido de frambuesa y kéfir

Merienda, "157 calorías".

- 6 nueces

Almuerzo "325 calorías".

- una porción de ensalada verde con edamame y remolacha

Merienda de la noche, "78 calorías".

- 1/2 onza de chocolate negro

Cena "401 calorías".

- una porción de pollo crujiente con humus
- una porción de brócoli de ajo y chile.

Consejo: Cocine un pedazo de pollo extra para el almuerzo de mañana. Necesitará 2 tazas de pollo molido cocido.

Total de calorías y nutrición: 1.209 calorías, 73 g de proteínas, 94 g de carbohidratos, 28 g de fibra, 63 g de grasa, 1.245 mg de sodio

Régimen antiinflamatorio (Día 07) :

Las investigaciones demuestran que una dieta rica en fibra reduce los niveles de índice glicémico. Es una forma de medir el impacto de la dieta en nuestros niveles de azúcar en la sangre. La fibra se digiere lentamente, manteniéndonos llenos y manteniendo los niveles de azúcar en la sangre. Además, los alimentos que tienen un menor índice glucémico ayudan en gran medida a reducir los niveles de proteína C reactiva, que se conoce como un indicador de inflamación. Con este plan, una persona puede consumir fácilmente unos 28 g de fibra y cosechar los beneficios para la salud.

Desayuno, "292 calorías".

- Una porción de cacao y pudín de frambuesa
- Un café con leche con cúrcuma

La merienda de la tarde, "42 calorías".

- 1/2 taza de arándanos

Almuerzo "350 calorías".

* Una porción de sándwiches de huevo y aguacate

Merienda de la noche, "116 calorías".

* 15 almendras (sin sal)

Cena "448 calorías".

* Una porción de camarones y espinacas al ajo
* Una taza de quínoa cocida

Total de calorías y nutrición: 1.209 calorías, 62 g de proteínas, 128 g de carbohidratos, 32 g de fibra, 55 g de grasa, 1.362 mg de sodio

Plan de comidas para la segunda semana

Calcular las calorías puede ser difícil. No siempre tenemos la capacidad de medir las calorías cuando comemos. Por lo tanto, el plan de comidas de la semana 2 proporciona un plan de comidas que puede incorporar a su rutina sin tener que calcular las calorías que contiene. Es una dieta en la que puede confiar para reducir la inflamación en el cuerpo.

Todos sabemos que la comida juega un papel importante en el control de la inflamación del cuerpo. Así que hemos preparado algunas recetas antiinflamatorias. Todas las recetas mencionadas en este plan de alimentación ayudarán a reducir la inflamación en el cuerpo.

Plan de dieta antiinflamatoria (Día-01)

Desayuno: "Gachas de cereza y coco".

Las gachas son conocidas como un desayuno tradicional. Algunas personas comen avena con cerezas (secas o frescas), lo cual es una muy buena idea. Las cerezas contienen antocianina, que es un poderoso antioxidante, y la gente ha estado usando la antocianina para reducir la inflamación durante algún tiempo.

Receta :

- 1,5 taza de avena
- 4 cucharadas de semillas de Chia
- 3-4 tazas de leche de coco
- 3-4 cucharadas de cacao (crudo)
- Una pizca de Stevia
- Coco
- Cerezas frescas o congeladas
- Chips de chocolate negro

- Jarabe de arce

Preparación: Mezclar la avena con las semillas de chía, la leche (coco), el cacao y la stevia en una cacerola. Hervir la avena a fuego medio, y luego bajar el fuego hasta que la avena esté cocida.

Una vez cocido, viértelo en el bol y añada virutas de coco, cerezas, trozos de chocolate negro y jarabe de arce encima para darle un buen sabor.

Almuerzo: "Sopa de calabaza tailandesa"

Las calabazas son conocidas por ser una fuente rica en beta-criptoxantina. Es un poderoso antioxidante y funciona mejor cuando se absorbe con la grasa. La mantequilla y el aceite son por lo tanto importantes en esta receta para hacer más que un sabor. Las pieles de calabaza son comestibles, y esto hace que la preparación sea muy poco estresante. Disfrute de la sopa con una saludable ensalada verde y aproveche al máximo.

Receta :

- 2 cucharadas de pasta de curry rojo

- 4 tazas de caldo (caldo de pollo o de verduras)

- 2 onzas y media de latas de calabaza.

- 1 ¾ tazas de leche (coco)

- Pimiento picante en rodajas (uno)

- Cilantro para la decoración, si es necesario.

Preparación:

Paso 01: Cocine la pasta de curry durante 1 minuto o hasta que esté fragante en una sartén grande a fuego medio. Ahora agregue el caldo y la calabaza y revuelva suavemente.

Paso 02: Cocine durante unos 3 minutos o hasta que la sopa empiece a burbujear. Añada la leche de coco y cocine hasta que esté caliente, unos 3 minutos.

Paso 03: Ahora sirva en tazones y disfrute con un poco de leche de coco y una rebanada de guindilla. Para el último, adórnelo con cilantro si lo deseas. Disfrute de una sopa saludable para reducir la inflamación del cuerpo

Cena: "Patatas al curry con huevos escalfados

Los huevos no sólo son para el desayuno. Huevos escalfados con patatas y ensalada verde se convierte en una cena muy saludable. La razón por la que se recomiendan los huevos es que son ricos en ácidos grasos omega-3 que tienen propiedades antiinflamatorias. Así que esta cena saludable puede reducir la inflamación del cuerpo.

Receta :

- 02 Patatas rojas

- Jengibre fresco de 1 pulgada

- 2 dientes de ajo

- 1 cucharada de aceite de oliva

- 2 cucharadas de polvo de curry caliente o suave.

- Una lata de 15 onzas de salsa de tomate

- 4 huevos (grandes)

- Medio ramo de cilantro fresco, si es necesario.

Preparación:

Paso 01: Enjuague bien las patatas y córtelas en cubos de 3/4 de pulgada. Ahora ponga las patatas en una olla y cúbrala con agua. Cubra la olla con una tapa y póngala a hervir a fuego alto. Hierva las patatas durante 5 o 6 minutos o hasta que estén tiernas.

Paso 02: Cuando las patatas estén hervidas, prepare la salsa. Pele el jengibre con un pelador de vegetales o raspe la piel con los lados de una cuchara. Use un rallador de queso con pequeños agujeros para rallar una pulgada de jengibre o menos si le gusta el sutil sabor del jengibre. Y aplaste el ajo

Paso 03: Ahora añada el ajo, el aceite de oliva y el jengibre a una cacerola grande. Cocine el jengibre y el ajo a fuego medio-bajo durante 1 o 2 minutos, o hasta que estén tiernos y fragantes. Ahora mezclen el polvo de curry y cocínenlo durante un minuto o más para tostar las especias.

Paso 04: Ahora mezcle la salsa de tomate y revuelva suavemente. Suba a la temperatura a fuego medio y caliente la salsa. Añada sal si es necesario. Ahora inserta las tiernas patatas cocidas en la olla y revuelva para cubrirlas con la salsa. Añada unas cuantas cucharadas de agua si la mezcla es seca o pastosa.

Paso 05: Haga cuatro salsas pequeñas en la mezcla de patatas y añada un huevo en cada una. Cubra la olla y déj3la hervir. Después de hervir los huevos en la salsa durante unos 6-10 minutos, o hasta que estén bien cocidos, espolvoree con cilantro fresco picado.

Dieta antiinflamatoria (Día 02)

Desayuno: "Batido de frambuesa".

Si quiere un desayuno rápido y saludable, no se preocupe. Este batido de frambuesa no sólo le dará los beneficios antiinflamatorios, sino que también es delicioso. También puede preparar este batido y guardarlo en la nevera. Todo lo que tiene que hacer es beberlo antes de salir por la puerta.

Receta :

- aguacate pelado o deshuesado si lo desea.
- 3/4 de taza de jugo de naranja
- 3/4 de taza de jugo de frambuesa
- 1/2 taza de frambuesas

Preparación:
Ahora añada todos los ingredientes anteriores, mézclelos bien y disfrute de su saludable batido. Es una

bebida llena de antioxidantes, y ciertamente reducirá la inflamación en el cuerpo a un nivel significativo.

Almuerzo: "Ensalada mediterránea de atún".

El atún es muy famoso por sus beneficios. Es una fuente rica en ácidos grasos omega-3. Puede tomarlo con verduras mixtas o pan de cereales. La receta que vamos a compartir tiene un alto contenido en sodio, por lo que siempre se puede tener la opción de reducirlo reduciendo el número de alcaparras y aceitunas.

Receta :

- 2 latas de atún de "5 onzas" en agua escurrida

- 1/4 de taza de mayonesa

- 1/4 de taza de aceitunas kalamata picadas o mixtas

- 2 cucharadas de cebolla roja picada

- 2 cucharadas de pimientos rojos asados y picados a fuego alto

- 2 cucharadas de albahaca fresca picada

- 1 cucharada de alcaparras

- 1 cucharada de jugo de limón fresco

- sal y pimienta según sea necesario

- 2 tomates grandes madurados en la vid

Preparación:

Combine todos los ingredientes, excepto los tomates, en una cacerola grande y revuelva suavemente para mezclar. Corte los tomates en seis, sin cortarlos todos, y luego ábralos suavemente. Ahora vacíe la mezcla de ensalada de atún del Mediterráneo del centro. Ahora sirva la Ensalada Mediterránea de Atún para obtener los máximos beneficios para la salud.

Cena: "Pavo con chili en olla de cocción lenta".

En las noches frías, nada le mantiene más caliente que el chile. Cuando se mezcla con el pavo esta comida se convierte en un cena excelente. No sólo le ayuda a mantenerse caliente, sino que también ayuda a reducir la inflamación del cuerpo.

Receta :

- 1 cucharada de aceite de oliva

- Una libra de pavo molido magro al 99%.

- 1 cebolla mediana, picada

- 1 pimiento rojo, cortado en cubos

- 1 pimiento amarillo, cortado en cubos

- 2 latas (15 onzas cada una) de salsa de tomate

- 2 latas (15 onzas cada una) de tomates pequeños picados

- 2 latas de 15 onzas de judías negras,

- 2 latas de 15 onzas de judías, lavadas y escurridas

- 1 frasco de 16 onzas de pimientos jalapeños en rodajas, escurridos.

- 1 taza de maíz congelado

- 2 cucharadas de chile en polvo

- 1 cucharada de comino

- Sal y negro según sea necesario

Sugerencias: queso de cebolla verde, aguacate, crema agria/yogur griego.

Preparación:

Caliente el aceite en una olla a fuego medio. Añada el pavo a la olla y cocínelo hasta que se ponga marrón. Ahora vierta el pavo en la olla de cocción lenta.

Añada la salsa de tomate, la cebolla, los tomates picados, los frijoles, los jalapeños, los pimientos, el maíz, el chile en polvo y el comino. Revuelva y espolvoree con sal y pimienta.

Cúbralo y déjelo cocer a fuego alto durante unas 4 horas o a fuego lento durante 6 horas. Sírvalo con aderezo, si quiere.

Plan de dieta antiinflamatoria (Día 03)

Desayuno: "Pan de jengibre y avena".

Como todos sabemos, los ácidos grasos omega-3 son los principales ingredientes para reducir la inflamación de la artritis y muchos otros problemas de las articulaciones. Tenemos que buscar formas de obtener la máxima cantidad de ácidos grasos omega-3. La avena puede cubrir la mitad de las necesidades de ácidos grasos omega-3 sin el salmón.

Receta :

- 4 tazas de agua

- 1 taza de acero de avena cortada

- 1 y 1/2 cucharadas de canela molida

- 1/4 de cucharada de cilantro molido

- 1/4 de cucharada de clavos molidos

- 1/4 de cucharada de jengibre molido

- 1/4 de cucharada de pimienta inglesa triturada

- 1/8 de cucharada de nuez moscada molida

- 1/4 de cucharada de polvo de cardamomo

- jarabe de arce para mejorar el sabor.

Preparación: Prepare la avena según las instrucciones del paquete y también añada las especias al mezclar la avena en el agua.

Cuando termine de cocinar, añada el jarabe de arce para mejorar el sabor.

Almuerzo: "Ensalada de col César con pollo a la parrilla

El pollo asado es muy fácil de encontrar en el supermercado. No sólo es delicioso, sino que también ahorra tiempo y permite preparar comidas rápidas. Esta vez, cuando vaya de compras, elija dos pollo, uno para la cena y otro para el almuerzo. También es conocido por sus propiedades antiinflamatorias.

Receta :

- 8 onzas de pollo a la parrilla, en rodajas finas.

- 6 tazas de col rizada, cortada en pequeños trozos

- 1 taza de tomates cherry, en rodajas

- 3/4 de taza de queso parmesano rallado

- Huevo a medio cocer (alrededor de 1 minuto).

- 01 diente de ajo aplastado

- Media cucharadita de mostaza de Dijon

- 1 cucharadita de miel

- 1/8 de taza de jugo de limón fresco

- 1/8 de taza de aceite de oliva

- pimienta negra recién molida y sal kosher

- 2 piezas de pan plano Lavash o dos tortillas grandes

Preparación:

En una cacerola, mezcle medio huevo de gallina, ajo machacado, mostaza, miel, jugo de limón y aceite de oliva. Bate hasta que hayas hecho una vinagreta. Añada sal y pimienta para mejorar el sabor.

Ahora añada la col rizada, el pollo y los tomates cherry y mézclelos para cubrirlos con el aderezo y una taza de queso parmesano rallado.

Extienda los dos panes planos de lavanda. De manera similar, divida la ensalada entre los dos envoltorios y espolvoree cada uno con una taza de parmesano ¼.

Enrolle los envoltorios, córtelos por la mitad y cómalos al instante.

Cena: "Tilapia horneada cubierta de nueces y romero".

La tilapia es una excelente fuente de selenio. Es un mineral que se ha demostrado que ayuda a los pacientes con artritis. La ventaja de esta comida es que se puede cocinar fácil y rápidamente, y es suficiente para que toda la familia la disfrute. También se puede preparar si quiere comer una comida más refinada. No se preocupe si no quiere comer tilapia, puede reemplazarla por trucha o bacalao.

Receta :

- 1/3 de taza de nueces crudas en rodajas

- 1/3 taza de migas de pan panko de trigo integral

- 2 cucharaditas de romero fresco picado

- Media cucharadita de azúcar de coco (y azúcar moreno si lo desea)

- 1/8 de cucharadita de sal

- 1 pizca de pimienta de cayena

- Una cucharadita y media de aceite de oliva

- Una clara de huevo

- 4 filetes de tilapia de "4 onzas"

Preparación:

Antes de preparar esta comida, precaliente el horno a una temperatura de 350 grados F.

Tome una pequeña fuente para hornear, mezcle las nueces, el pan rallado, el romero, el azúcar de coco, la sal y la pimienta de cayena. Ahora agregue aceite de oliva y revuelva para cubrir la mezcla de nueces.

Empiece a cocinar hasta que la mezcla de nueces se ponga de color dorado claro, esto toma unos 7 u 8 minutos.

Aumente la temperatura del horno a 400 grados F. Cubra un gran recipiente de cristal para hornear con spray de cocina.

En un plato estrecho, bata la clara de huevo. Tome un filete de tilapia a la vez, sumerja el pescado en la clara de huevo y luego en la mezcla de nuez, y cubra ligeramente cada lado. Ponga los filetes en el plato de hornear preparado.

Ahora ponga el resto de la mezcla de nuez en los filetes de tilapia.

Empiece a hornear hasta que la tilapia esté bien cocida, toma unos 10 minutos para que se cocine bien.

Dieta antiinflamatoria (Día 04)

Desayuno: "Panecillos de ruibarbo, manzana y jengibre".

Tenemos la firme creencia de que el jengibre es una excelente fuente de reducción de la inflamación en el cuerpo, y que también ayuda a aliviar el dolor de la artritis. Mezclado con manzana y ruibarbo, se convierte en un desayuno saludable para comer.

Receta :

- 1/2 taza de almendras molidas

- 1/4 de taza de azúcar cruda (sin refinar)

- 2 cucharadas de jengibre cristalizado ligeramente rebanado

- 1 cucharada de harina de linaza molida

- 1/2 taza de harina de sarraceno

- 1/4 de taza de harina de arroz integral fina

- 2 cucharadas de harina de maíz orgánico

- 2 cucharaditas de levadura para hornear sin gluten

- 1/2 cucharadita de canela triturada

- 1/2 cucharadita de jengibre machacado

- una buena pizca de sal marina

- 1 taza de ruibarbo en rodajas finas

- Una manzana pequeña, ahuecada y finamente picada

- 1/3 taza con 1 cucharada de arroz o leche de almendras

- 1/4 de taza de aceite de oliva

- 1 huevo grande

- 1 cucharadita de extracto de vainilla

Preparación:

Ahora precaliente el horno a una temperatura de 180C/ 350C. Latas de panecillos con una capacidad de 1/3 de taza de aceite con mangas de papel.

Ponga las almendras, el azúcar (crudo), el jengibre y la harina de linaza en una olla mediana. Añada las harinas, el polvo de hornear y las especias y bata para mezclar. Añada el ruibarbo y la manzana para cubrir la mezcla de harina. Tome otro tazón más pequeño y bata el aceite, la leche de huevo y la vainilla antes de verterlos en la mezcla seca y removerlos. De la misma manera, divida la masa entre cajas de papel (extendiéndola con algunas rebanadas de ruibarbo si es necesario) y hornee durante unos 20-25 minutos, hasta que se levante, se dore en los bordes y, cuando se ponga una brocheta en el centro, salga limpia. Ahora saque del horno, espere unos 5 minutos y deje que se enfríe.

Coma caliente o a temperatura ambiente.

Plan de dieta antiinflamatoria (día 05)

Desayuno: "Granola con alforfón y jengibre".

Esta comida está sin duda llena de los mejores ingredientes antiinflamatorios. Cuando se cubre con leche de almendras, esta granola sabe aún mejor. El desayuno es saludable, antiinflamatorio y energizante.

Receta :

- 1 taza de trigo sarraceno

- 2 tazas de copos de avena (sin gluten)

- 1 taza de semillas de girasol

- 1 taza de semillas de calabaza

- Una taza y media de dátiles

- 06 cucharadas de aceite de coco

- 04 cucharadas de cacao en polvo (crudo)

- 1 pulgada de raíz de jengibre

Preparación:

1. Precaliente el horno a 180°C

2. Coloque la avena, el alforfón y las semillas en un bol grande y revuelve suavemente.

3. Ahora añada los dátiles, el aceite de coco y los trozos de manzana a una cacerola y deje hervir durante cinco minutos, hasta que los dátiles se ablanden.

4. Una vez que los dátiles estén cocidos, pele el jengibre y rállelo; una vez rallado, mézclelo con los dátiles.

5. Una vez que los dátiles estén blandos, póngalos en una licuadora con el polvo de cacao crudo y bátalos hasta que la mezcla esté suave (incluyendo aceite de coco, jengibre y puré de manzana).

6. A continuación, vierta la mezcla sobre la mezcla de trigo sarraceno, avena y semillas y mézclela bien para asegurar que todo esté bien cubierto.

7. Engrase una gran bandeja de hornear con aceite de coco y extienda la granola sobre ella.

8. Ponga las planchas de hornear en el horno y hornee durante unos 45 minutos. Revuelva cada 15 minutos

9. Una vez que esté crujiente, asegúrese de que no se queme, saque la granola del horno, déjela enfriar y colóquela en un recipiente hermético para su almacenamiento.

Almuerzo: "Sopa de pimientos rojos asados y batatas"

La sopa contiene antioxidantes y ayudará enormemente con los síntomas inflamatorios.

Receta :

- 2 cucharadas de aceite de oliva

- 2 cebollas, picadas

- 1 frasco (12 onzas) de pimientos rojos asados (picados)

- 1 lata (4 onzas) de chiles verdes (picados)

- 2 cucharaditas de comino molido

- 1 cucharadita de sal

- 1 cucharadita de cilantro molido

- 3 o 4 tazas de batatas peladas y cortadas en cubos.

- 4 tazas de caldo vegetal

- 2 cucharadas de cilantro fresco (triturado)

- 1 cucharada de jugo de limón

- 4 onzas de queso crema, cortado en cubos

Preparación:

Tome una olla grande, calienta el aceite de oliva a fuego medio-alto. Añada las cebollas y cocínelas hasta que estén tiernas. Ahora añada los pimientos rojos, el comino, la sal, los pimientos verdes y el cilantro. Cocínelos durante 1 o 2 minutos.

Ahora mezcle el zumo reservado de pimientos rojos asados, patatas dulces y caldo de verduras. Hiérvelas, reduciendo el calor y cúbralas. Cocine durante unos 10 o 15 minutos, mezclando el cilantro y el jugo de limón. Deje que se enfríe.

Ponga la mitad de la sopa en una licuadora con el queso crema. Mezcle hasta que esté suave, añada sal si es necesario, y su plato estará listo.

Cena: "Salmón y calabacín con hierbas y limón

El salmón es ampliamente conocido por sus propiedades antiinflamatorias. La cena que vamos a preparar es de salmón y probablemente sea el mejor sabor.

Receta :

- 4 calabacines, en rodajas

- 2 cucharadas de aceite de oliva

- Sal Kosher y pimienta negra molida, para mejorar el sabor

- 2 cucharadas de azúcar moreno

- 2 cucharadas de jugo de limón (fresco)

- 1 cucharada de mostaza de Dijon

- 2 dientes de ajo, picados

- Media cucharadita de eneldo seco

- Media cucharadita de orégano seco

- 1/4 de cucharadita de tomillo seco

- 1/4 de cucharadita de romero seco

- 4 (5 onzas) filetes de salmón

- 2 cucharadas de hojas de perejil (recién cortadas)

Preparación:

Precaliente el horno a 400 grados. Engrase ligeramente una bandeja de hornear

Tome un pequeño tazón y mezcle el azúcar moreno, el jugo de limón, la Dijon, el ajo, el eneldo, el orégano, el tomillo y el romero y añada sal y pimienta a gusto.

Ponga el calabacín en una sola capa. Espolvoree con aceite de oliva y añada sal y pimienta a gusto. Ahora agrega el salmón en una sola capa y cepille cada filete con una mezcla (de pasto).

Ponga esto en el horno y hornéelo de 16 a 18 minutos.

Plan de dieta antiinflamatoria (día 06)

Desayuno: "Frittata con espinacas y champiñones".

Esta comida contiene setas y espinacas que son muy nutritivas.

Receta :

- 6 huevos

- 1/4 de taza de leche (60ml)

- 1 taza de queso cheddar rallado (250 mL)

- 1 cebolla, en rodajas

- 4 onzas de champiñones blancos de botón, en rodajas

- 3 cucharadas de mantequilla

- 2 tazas de espinacas para bebés

- Sal y pimienta al gusto

Preparación:

Precaliente el horno a 180°C o (350°F). Enmanteque un plato de hornear de cuatro lados de 20 cm.

Tome un tazón grande, mezcle los huevos y la leche con una batidora. Ahora añada el queso. También, agregue sal y pimienta según sea necesario.

En una olla grande antiadherente, saltee la cebolla y los hongos en mantequilla a fuego medio. Espolvoree con sal y pimienta. Ahora agregue las espinacas y cocínelas durante un minuto, revolviendo continuamente.

Añada la mezcla de champiñones a la mezcla de huevos. Revuelva bien y póngalo en un plato para hornear.

Hornee la frittata durante unos 25 minutos o hasta que esté ligeramente dorada. Corte la frittata en cuatro cuadrados y sáquelos de un plato.

Almuerzo: "Tostada de salmón ahumado y patata".

Receta :

* 1 patata grande

* 2 cucharadas de mantequilla

* sal kosher

* pimienta negra

* 4 onzas de queso de cabra suave

* Una cucharada y media de cebollino finamente picado

* Medio diente de ajo, cortado finamente

* Limón para el sabor

* salmón ahumado en rodajas finas

* 2 cucharadas de alcaparras, escurridas

* 2 cucharadas de cebolla roja finamente cortada

- 1/2 huevo duro

- Cebollino finamente picado (para adornar)

Preparación:

Mezcle el queso de cabra, el limón y el ajo en un pequeño tazón. Espolvoree con sal y pimienta a gusto. Revuelva ligeramente el cebollino fresco.

Espolvoree la cebolla roja picada y el huevo duro con sal.

Ralle la patata usando los grandes agujeros de un rallador. Espolvoree generosamente con sal y pimienta.

Empiece a calentar la mantequilla en una pequeña sartén antiadherente a fuego medio-alto. Una vez que esté caliente, añada la patata rallada

Remueva la mezcla con el dorso de una cuchara para hacerla compacta, cocine lentamente durante unos 8-10 minutos por cada lado.

Deje que se enfríe hasta que esté apenas caliente o a temperatura ambiente.

Cuando la tarta de patata se haya enfriado, añada la mezcla de queso de cabra encima. Esparza el salmón ahumado en esta capa y espolvoree con la cebolla roja, el huevo duro y las alcaparras.

Cena: "Hamburguesa de patatas dulces y judías negras"

Receta :

- 2 tazas de puré de patatas

- 1 taza de frijoles negros salados cocidos

- Una taza y media de arroz integral (cocido)

- Media taza de nueces

- Media taza de cebolla de verdeo finamente picada

- 2 y 1/2 cucharadita de comino molido

- 1 cucharadita de pimentón (ahumado)

- 1/4 de cucharadita de sal y pimienta al gusto

Preparación:

Precaliente el horno a 204 C. Corte las patatas dulces por la mitad. Cepille con aceite de oliva y colóquelo boca abajo en una bandeja de hornear. Hornee las batatas en el horno durante unos 30 minutos hasta que estén tiernas y reduzca el calor.

Cocine el arroz o la quínoa mientras se cocinan las patatas.

Ponga los frijoles negros en un recipiente y aplaste la mitad de ellos para obtener una textura. Ahora agrega la batata y machaca ligeramente, luego una taza de arroz, la cebolla verde, la harina de nuez y las especias. Mézclelo todo.

Engrase ligeramente una hoja de horno y marque un cuarto de taza con papel de plástico.

Llene la taza de medida marcada con la mezcla de batatas.

Cocine las hamburguesas durante unos 30-45 minutos, dándolas vuelta con cuidado después de 20 minutos para asegurarse de que cada lado esté cocido.

Plan de dieta antiinflamatoria (Día 07)

Desayuno: "Panqueques sin gluten".

Receta :

- 02 huevos

- 1 cucharadita de vainilla (sin gluten)

- Media taza de leche de nuez

- Media taza de agua

- 1/4 de cucharadita de sal

- 1 o 2 cucharadas de néctar de agave

- 1 taza de harina (sin gluten)

- 2 cucharadas de aceite de coco (derretido)

- 1 cucharada de aceite de coco

Preparación:

Ponga 02 cucharadas de aceite de coco en una pequeña cacerola y caliéntelo a fuego lento para que se derrita.

Tome un tazón y bate los huevos, la vainilla, la leche de nueces, el agua, la sal y el néctar de agave hasta que se mezclen bien.

Añada suavemente la harina y bata para mezclar.

Ahora saque el aceite del fuego, y póngalo en la masa en una corriente constante mientras se remueve lentamente.

Vierta la masa en la estufa, usando alrededor de 1/3 de taza para cada panqueque.

Al verter la masa, incline el molde en un movimiento circular para que la masa se cubra uniformemente.

Cocine el panqueque durante 2 minutos y sírvelo.

Almuerzo: "Guiso al curry de lentejas rojas y calabaza"

Receta :

- 01 cucharada de aceite de oliva extra virgen (EVOO)

- 01 cebolla dulce, en rodajas

- 03 dientes de ajo picados

- 1 cucharada de polvo de curry

- 1 caja de stock

- 1 taza de lentejas rojas

- 3 tazas de puré de mantequilla cocida...

- 1 taza de vegetales verdes

- Jengibre rallado, a gusto (opcional)

Preparación:

Tome una cacerola grande, agregue el EVOO y la cebolla en rodajas y el ajo picado. Cocine durante unos 5 minutos a fuego lento o medio.

Mezcle el polvo de curry y cocine por unos minutos más. Añada el caldo y las lentejas y caliéntalo hasta que hierva.

Combine la calabaza cocida y las verduras verdes. Cocine a fuego medio durante unos 5 a 8 minutos. Espolvoree con sal, pimienta y añada jengibre recién rallado para realzar el sabor.

Cena: "Pimientos rellenos de pavo y quínoa

- 3 pimientos amarillos medianos

- 1.25 libras de pavo molido extra-limpio

- 1 taza de champiñones cortados en cubos

- 1/4 de taza de cebolla dulce picada

- 1 taza de espinacas frescas, en rodajas

- 2 cucharaditas de ajo machacado

- 1 lata de salsa de tomate (18 onzas)

- 1 taza de caldo de pollo

- 1 taza de quínoa seca

Preparación:

Tome una pequeña cacerola, comience con la quinua y cocínala según las instrucciones del paquete (normalmente unos 15 minutos).

Mientras se cocina la quínoa, fría las verduras en una sartén con un poco de mantequilla o aceite de oliva.

Después de unos 5 minutos, añada el pavo molido y el ajo a las verduras. Prepare a fuego medio. Pero una vez que el pavo esté casi completamente cocinado, póngale salsa de tomate y la mitad del caldo de pollo. Prepare hasta que el pavo esté completamente cocido.

Precaliente el horno a 400.

Cuando la mezcla de pavo hierva, prepare los pimientos. Lava los pimientos, córtelos por la mitad y deshazte del tallo y las semillas. Rocíe la sartén con spray de cocina y coloque los pimientos rebanados en la sartén.

Una vez que la quinua esté preparada, póngala en la sartén con el pavo y las verduras. Baraje. Entonces rellene cada pimiento con la mezcla. ¡Asegúrese de que estén bien llenos! Y su plato está listo para ser servido.

Capítulo 04: Consejos y trucos para continuar el viaje de curación

El tema de la inflamación es el que más se discute. Muchas personas que conoce sufren de una enfermedad inflamatoria crónica, incluyendo dolor en las articulaciones y artritis. Sin embargo, luchar contra estas enfermedades crónicas no es tan difícil. Todo lo que tiene que hacer es elegir un estilo de vida saludable.

Hay razones positivas para el alboroto creado por las enfermedades inflamatorias. La adopción de un régimen antiinflamatorio no sólo reducirá la inflamación crónica, sino que también le ayudará a mantenerse en forma y saludable a largo plazo. Según las investigaciones, también puede reducir el riesgo de ataque cardíaco, demencia y diabetes.

Lo bueno es que no tiene que esperar años para ver resultados saludables. Los pequeños consejos y trucos que mencionaremos en el libro le ayudarán a reducir la inflamación de la noche a la mañana. Simplemente adopte estos consejos o hábitos para mantenerse sano y en forma, y podrá continuar fácilmente el viaje de curación sin esfuerzo.

1) **Coma ensalada verde todos los días.**

Siempre compre uno o dos paquetes de verduras de hojas verdes y mézclelas para sus comidas. Las verduras de hoja son muy beneficiosas; tener una taza llena de verduras de hoja como espinaca bebé, rúcula, col rizada o lechuga todos los días es uno de los hábitos alimenticios más útiles que puede adoptar. Las verduras de hoja verde tienen un efecto antiinflamatorio porque contienen antioxidantes y compuestos bioactivos que pueden reducir la inflamación y evitar que los radicales libres generen una nueva inflamación en el cuerpo.

2) Evite los sabores artificiales.

Evite las máquinas expendedoras y las bebidas endulzadas artificialmente, y elija alimentos con alto contenido de fibra y un poco de proteína, como rodajas de manzana, mantequilla de cacahuete, verduras crudas y humus, o coma un puñado de almendras y cubitos de queso. La razón por la que es importante es que una dieta equilibrada, sin azúcares artificiales ni carbohidratos refinados, es esencial para mantener los niveles de azúcar en la sangre dentro de los parámetros normales, lo que a largo plazo le ayudará a hacer frente a los antojos, el hambre y la irritabilidad intestinal. Le mantendrá en forma y saludable y también beneficiará a los que se rodean. Limitar los picos y los bajos de los niveles de azúcar en la sangre ayuda a inhibir la inflamación en el cuerpo que puede conducir a la obesidad, la diabetes (tipo 02) y muchas otras enfermedades del corazón.

3) Duerma a tiempo.

Apague la televisión, cierre todas las aplicaciones de medios sociales y váyase a la cama un poco más temprano. Puede sonar un poco indulgente, pero dormir al menos 7 u 8 horas ininterrumpidas es lo que se requiere y se considera suficiente para los adultos, y todos debemos dormir lo suficiente para mantenernos sanos. No dormir lo suficiente (6 horas o menos) todos los días activa la inflamación, incluso si estás sano. Las investigaciones sugieren un mayor riesgo de problemas metabólicos que podrían conducir a la obesidad, la diabetes (tipo 2) y muchas otras enfermedades cardíacas, la demencia y la enfermedad de Alzheimer también.

4) No se olvide de caminar todos los días.

¿Ha perdido alguna vez su entrenamiento? ¡No se preocupe, y dese prisa en dar la vuelta a la manzana! Aunque el ejercicio regular es perfecto para tratar y prevenir casi todos los problemas de salud, algunos días no tenemos suficiente tiempo para un entrenamiento completo. Por otro lado, las investigaciones sugieren que tener sólo 20-25 minutos de movimiento muscular puede reducir los marcadores inflamatorios de la sangre. Así que póngase los zapatos y empiece a correr.

5) Añada sabores a la comida.

Siempre hay formas de hacer la comida más deliciosa y picante, incluso si está a dieta. Averigue cómo mezclar un poco de ajo o especias cuando prepares la cena de esta noche. Las especias aromáticas y fuertes parecen tener el potencial de aumentar la inflamación, pero las investigaciones indican lo contrario, y la mayoría de ellas demuestran ser saludables. Hay pruebas suficientes para recomendar la adición de ajo, o de hierbas y especias, como la cúrcuma, el romero, la canela, el comino, el jengibre y la alholva, que reducen la inflamación del cuerpo, lo que podría dar lugar en última instancia a enfermedades cardíacas, otras afecciones cerebrales degenerativas, cáncer y problemas respiratorios.

6) Aléjese del alcohol.

Si quiere tomar un cóctel o una copa de vino por la noche, considera la posibilidad de abstenerte unos días. No tiene por qué ser de larga duración, pero evitar el alcohol durante el mayor número de días posible reducirá la inflamación del cuerpo. Además, la eliminación del alcohol ayuda al cuerpo a mantenerse en calma y reduce la inflamación existente. Según algunos investigadores, el consumo razonable de alcohol tiene algunos beneficios para la salud; el único problema es que no es fácil mantener la línea entre los beneficios y los antiinflamatorios y los destructivos e inflamatorios.

7) Cambie su café por té verde.

Si está acostumbrado a beber de 1 a 3 tazas de café u otros jugos con cafeína al día, considere reemplazar uno por una taza de té verde. Las hojas de té verde están llenas de compuestos polifenólicos que pueden ayudar significativamente a reducir la destrucción de los radicales libres para detener una mayor inflamación. Las investigaciones sugieren que el consumo regular de té verde puede ayudar a reducir el riesgo de la enfermedad de Alzheimer, el cáncer y los problemas de las articulaciones.

8) Sea muy cuidadoso con sus tripas.

Los probióticos causan mucha histeria, pero, ¿apoya los gérmenes buenos que ya existen en usted? Proteja las bacterias buenas existentes eliminando los azúcares artificiales y las grasas trans, y céntrese siempre en la recolección de alimentos enteros y ligeramente procesados. También es interesante tener alimentos ricos en probióticos, como el yogur, el chucrut, la kombucha, el miso o el kimchi diario. Fomentar la obstrucción microbiana del intestino es una de las bases para reducir la inflamación del cuerpo a largo plazo.

9) Intente ayunar de vez en cuando.

Aunque no es para todo el mundo, muchos investigadores afirman encontrar beneficios en el ayuno intermitente (FI), principalmente debido a los efectos antiinflamatorios, el patrón de alimentación se desarrolla. Hay muchas maneras de ayunar, pero la más simple es empezar con un ayuno de 12 horas. Esto significa que si cenaste a las 7 p.m., sólo tienes agua o lo que quieras comer hasta las 7 a.m. de la mañana siguiente. Las investigaciones demuestran que la FI frecuente también reduce el riesgo de enfermedades cardíacas y aumenta la sensibilidad a la insulina, la salud cerebral y la enfermedad inflamatoria intestinal.

10)Manténgase alejado de los productos lácteos y del gluten.

Los productos lácteos y el gluten no suelen ser inflamables en las personas sanas (a menos que sean alérgicos, intolerantes o tengan la enfermedad celíaca), pero pueden ser problemáticos cuando ya existe una inflamación en el cuerpo. A muchas personas les resulta útil eliminar los productos lácteos, el gluten o ambos durante unas semanas, manteniendo una dieta alta en alimentos antiinflamatorios y baja en alimentos inflamatorios. La razón es que le da al cuerpo tiempo para permanecer en calma. Luego puede empezar a añadir gradualmente productos lácteos o alimentos que contengan gluten para comprobar si causan alguna irritación.

11) Tómese un tiempo para relajarse.

No importa si usted come una dieta saludable o no, si el nivel de estrés es consistentemente alto, la inflamación de bajo nivel persistirá. Aunque el aumento de los niveles de estrés no es una preocupación diaria, es esencial aprender a manejarlo y a tratar con él cuando se produce, para prevenir una mayor inflamación del cuerpo. Encuentre formas o métodos saludables para escapar de esta presión y ansiedad, por ejemplo, practicando yoga a diario, la meditación también es muy buena, o también puede dar cortos paseos ya que ofrece un rápido alivio a nivel mental y efectos antiinflamatorios a nivel fisiológico.

12)Sea muy selectivo con los ingredientes.

Los sabores, los colores, los conservantes artificiales y muchos otros elementos que se añaden con frecuencia a las comidas tienen un mayor potencial para activar o aumentar la inflamación, especialmente si se tiene una barrera intestinal baja. Por lo tanto, siempre es mejor examinar los ingredientes de los productos en su tienda y refrigerador. ¿Son los ingredientes mencionados los que podría haber usado si hubiera preparado la comida con una receta en casa? Si es así, entonces es probablemente un producto poco procesado y una elección honesta. Si no es así, elija otro producto o sustitúyalo por su próxima compra.

Capítulo 05: Recetas deliciosas y curativas

El propósito de una dieta antiinflamatoria no es perder peso, por lo que no debe considerarse una "dieta" en el uso tradicional del término. Según las investigaciones, una dieta antiinflamatoria consiste en comidas y recetas que pueden reducir naturalmente los marcadores inflamatorios en el cuerpo. En pocas palabras, la dieta antiinflamatoria es puramente una que no causará que su cuerpo sufra una respuesta inmunológica.

1. Patatas dulces al horno (con salsa de tahini)

- 4 batatas medianas
- 1 lata de 15 onzas de garbanzos (lavados)
- Media cucharada de aceite de oliva
- Media cucharadita de cada uno de los siguientes ingredientes: comino, cilantro, canela y pimentón.
- 1 pizca de sal marina o jugo de limón (No es necesario)
- 1/4 de taza de humus (o tahini)
- Limón mediano (mitad)
- 3/4 o 1 cucharada de eneldo seco
- 3 dientes de ajo, picados

Preparación:

Precalentando el horno a 400 grados F (204 C)

Lave y limpie las patatas y córtelas por la mitad a lo largo.

Espolvoree los garbanzos enjuagados y escurridos con aceite de oliva y especias.

Frote los boniatos con un poco de aceite de oliva y colóquelos boca abajo en la misma bandeja para hornear.

Mientras se fríen los boniatos y los garbanzos, prepare la salsa mezclando todos los ingredientes en un bol y batiendo para combinarlos, añadiendo sólo agua a la leche de almendras para diluirla. Pruebe y ajuste los sabores según sea necesario.

Una vez que las batatas estén tiernas y los garbanzos dorados, sáquelos del horno después de 25 minutos.

Para servir, voltear la parte de la carne de las papas y aplastar un poco el interior. Luego adorne con garbanzos, salsa y perejil y tomates. Disfrute de su comida.

2. "Pan plano con ricotta y alcachofas".

* Media libra de masa de pizza casera

* aceite de oliva

* en media taza de queso ricotta con leche entera fresca

* 2 cucharadas de albahaca fresca picada

* 1 cucharada de miel

* 8 onzas de alcachofas marinadas (escurridas)

* 6 onzas de mortadela fresca

* 3 tazas de rúcula fresca

* Media taza de queso parmesano fresco

* 1 cucharada de cebollino fresco

Vinagreta de limón

* 1/3 taza de aceite de oliva

* el jugo y la pulpa de un limón

* 2 cucharaditas de vinagre de sidra de manzana

Preparación:

Precaliente el horno a 450 grados F.

En una superficie ligeramente enharinada, extienda la masa hasta que esté muy delgada. Coloque la masa en la bandeja de hornear preparada y espolvoree con aceite de oliva y un chorrito de sal y pimienta. Poner en el horno y hornear durante 8-10 minutos.

Por ahora, mezcle el ricotta, la albahaca, la miel y una pizca de sal y pimienta. Saque el pan del horno y cúbralo con queso ricotta. Mezcle las alcachofas, y luego espolvoree con hojuelas de pimiento rojo triturado, si lo desea. Adorne con rúcula fresca y queso parmesano. Un momento antes de servir, espolvoree con vinagreta de limón, cebollino y FETE

3. Pollo al limón con espárragos.

- 1 libra de pechugas de pollo deshuesadas
- 1/4 de taza de harina

- 1/2 cucharadita de sal, pimienta para mejorar el sabor

- 2 cucharadas de mantequilla

- 1 cucharadita de limón y pimienta

- 1 o 2 tazas de espárragos picados

- 2 limones, cortados por la mitad

- 2 cucharadas de miel y 2 cucharadas de mantequilla (si está interesado)

- perejil para la guarnición (opcional)

Preparación

Cubra las pechugas de pollo con plástico y bata hasta

que cada pieza tenga unos 2,5 cm de largo.

Añada la harina, la sal y la pimienta a un plato y echa

suavemente cada pechuga de pollo en el plato para

cubrirlo. Ponga a hervir la mantequilla en una cacerola

grande a fuego medio-alto. Ahora agregue el pollo y

cocínalo de 3 a 5 minutos (de cada lado), hasta que cambie de color, untando cada lado con la pimienta con limón directamente en la sartén. Cuando el pollo esté finalmente dorado y bien cocinado, páselo a un plato.

Ahora inserte el espárrago picado en la sartén. Cocine unos minutos hasta que esté crujiente. Sáquelo de la sartén y déjelo a un lado. Coloque las rodajas de limón en el fondo de la sartén y fríelas durante unos minutos por cada lado sin removerlas para que se caramelicen y recuperen los trozos asados que quedan en la sartén del pollo y la mantequilla. Saque los limones de la sartén y póngalos a un lado.

Vuelva a poner todos los ingredientes en la sartén, espárragos, pollo y rodajas de limón encima y disfrute del plato.

4. Pasta con salvia, pesto, nueces y calabaza asada.

- 2 calabazas medianas, limpias y bien enjuagadas.

- 2 cucharadas de aceite de oliva extra virgen

- Sal marina

- pimienta negra

- 1 o 2 tazas de hojas planas de perejil

- 3/4 de taza de mitades de nuez tostada

- 2 a 3 dientes de ajo (tamaño medio)

- 6-7 grandes hojas de salvia fresca

- Media taza de aceite de nuez tostada

- hojas frescas de salvia, para freír

- 1/4 de taza de aceite de oliva extra virgen

- 1 libra de penne de trigo entero seco

- Media taza de queso "Parmigiano Reggiano" finamente rallado,

Preparación

Precaliente el horno a 425 grados Fahrenheit.

Limpie los extremos de la calabaza delicata y córtelos por la mitad a lo largo. Use una cuchara para sacar las semillas y quitarlas. Corte cada mitad en porciones de media luna de 5 cm y póngalas en la bandeja de hornear. Espolvoree con aceite de oliva, sal y pimienta y dispóngalos uniformemente en la bandeja de hornear. Cocine a 425 grados durante unos 20 o 25 minutos. Gire la calabaza a mitad de la cocción, hasta que esté cocida.

Mientras se cocina la calabaza, haga el pesto de salsa de nueces. Mezcle las hojas de perejil, nueces, dientes de ajo y hojas de salvia fresca en el tazón. Mezcle el aceite de nuez tostada y continuar revolviendo hasta que esté suave. Sazone al gusto con sal y pimienta y colóquelo en un tazón.

Luego fríe las hojas de salvia, en racimos, en el aceite hasta que estén crujientes. Muévalo con una cuchara ranurada al tazón y sazone ligeramente con sal.

La calabaza ya está cocinada. Ponga la pasta integral seca en agua hirviendo y cocínela bien. Aparte una taza del agua de cocción de la pasta. Devuelva la pasta a la misma olla, rocíe ligeramente con aceite de oliva y revuelva. Ahora añada el pesto de nuez y salvia y el queso Parmigiano-Reggiano rallado y revuelva hasta que la pasta esté cubierta uniformemente con la salsa. Añada un poco de agua de la pasta si es necesario.

Sirva la pasta cubierta con trozos de calabaza Delicata asada y disfrute.

5. "Ensalada shawarma de pollo".

- 1 lata de 5 onzas de garbanzos

- 1 cucharada de aceite de oliva

- 1 cucharadita de comino

- Media cucharadita bien adornada con pimentón ahumado.

- Media cucharadita de cúrcuma

- Media cucharadita de sal marina para el sabor

- Media cucharadita de canela molida

- 1/4 de cucharadita de jengibre molido

- 1 pizca de pimienta negra, cilantro molido y cardamomo

- 5 onzas de lechuga de primavera (orgánica)

- 10 tomates cherry (en rodajas)

- 1/4 de taza de cebolla roja (en rodajas finas)

- 3/4 de taza de perejil fresco

- 20 chips de pita

Preparación

Caliente el horno a 400 grados F (204 C) y coloque un soporte en el medio del horno.

Ponga los garbanzos limpios y secos en un recipiente para mezclar. Ahora añada el aceite de oliva y todos los aromas y mézclelos para combinarlos.

Corte un garbanzo y ajuste los sabores como sea necesario. Ahora colóquelo en una sola capa en una hoja de horno y hornee de 20 a 22 minutos, o hasta que cambie de color.

Mientras que se cocinan los ingredientes de la ensalada, prepare los ingredientes de la ensalada y se colóquelos en un tazón.

Para el aderezo, mezcle el humus, ajo, eneldo y jugo de limón en un pequeño tazón y batir para combinar. Luego agregue agua caliente hasta que se escurra y sirva.

6. "Fajitas de camarón en el horno".

- Un kilo y medio de camarones

- 1 pimiento amarillo, en rodajas finas

- 1 pimiento rojo, cortado en rodajas finas

- 1 pimiento naranja, cortado en rodajas finas

- 1 cebolla roja pequeña, cortada en rodajas finas

- 1 cucharada y media de aceite de oliva extra virgen...

- sal kosher al gusto

- pimienta recién molida

- 2 cucharaditas de chile en polvo

- 1/2 cucharadita de ajo en polvo

- 1/2 cucharadita de polvo de cebolla

- 1/2 cucharadita de comino molido

- 1/2 cucharadita de pimentón ahumado

- Limón y cilantro fresco para adornar

- tortillas (recalentadas)

Preparación

Precalentar el horno a 450 grados

Tome un tazón grande y mezcle los camarones, aceite de oliva, sal, cebolla, pimienta y especias a gusto.

Ahora mézclelos.

Espolvoree la bandeja de hornear con spray de sonido de cocina (antiadherente).

Coloque los camarones, pimientos y cebollas en una bandeja para hornear.

Saltee a 450 grados durante unos 8 minutos. Ahora ponga el horno bajo la parrilla y cocina por otros 2 minutos o hasta que los camarones estén bien cocidos.

Ahora agregue el jugo de una lima fresca a la fajita y adorne con cilantro fresco y sirva.

7. "Pollo Con Tomate, Ajo Y Albahaca"

- 1 libra de pollo deshuesadas pechugas

- 2 cucharadas de aceite de oliva

- Media cebolla amarilla, picada

- 3 dientes de ajo, picados

- Una lata de 15 onzas de tomates italianos en rodajas

- un puñado de albahaca fresca,

- 1/4 de cucharadita de hachís de pimienta roja.

- 4 calabacines medianos, calabacines, cubiertos con espaguetis

Preparación

Envuelva el pollo en plástico y golpee cada trozo para que quede parejo, como de una pulgada de largo. Cuando termine, sazone cada lado con un poco de sal y pimienta.

Ponga una cucharada de aceite de oliva en una cacerola grande hasta que esté caliente. Ahora agregue el pollo y fríalo por todos lados hasta que cambie de color.

Cuando el pollo esté bien cocinado y haya cambiado de color, sáquelo de la olla.

Usando la misma sartén de nuevo, añada el aceite de oliva restante y cocine la cebolla hasta que se ablande, unos 5 minutos. Ahora inserta el ajo y cocine por otro minuto. Poner los tomates y la albahaca en la sartén y sazonar con sal, pimienta y hojuelas de chile.

Saltee durante otros 10 minutos más o menos hasta que la salsa esté fina. Asegúrese de mezclar bien.

Devuelva el pollo a la olla con los fideos para marinerlos en la salsa durante unos minutos y sirva.

8. "Espaguetis de calabaza con espárragos y ricotta"

* 1 1/2 libra de calabaza pequeña de espagueti

* 1 cucharada de aceite de oliva

* 2 dientes de ajo aplastados,

* 1 libra de espárragos

* 3/4 de taza de queso ricotta

* 3 cucharadas de jugo de limón recién exprimido

* 1 cucharadita de pulpa de limón ligeramente rallada

* 1 cucharadita de hojas de tomillo fresco

* Media cucharadita de sal kosher

* 1/4 de cucharadita de pimienta negra

* 3 cucharadas de piñones tostados

Preparación

Precaliente el horno a 375°F. Coloque el marco en el medio del horno.

Corte la calabaza por la mitad a lo largo y quitar las semillas. Cubra las rebanadas con media cucharada de aceite. Coloque las rebanadas en media bandeja de hornear. Cocine durante unos 35 minutos. Mientras espere, limpie los lados leñosos de los espárragos.

Quite la bandeja de horno con la calabaza, mezcle los espárragos del otro lado y revuelva con la media cucharada de aceite restante. Ponga un diente de ajo debajo de cada mitad de la calabaza. Regrese a la bandeja de hornear y cocine hasta que los espárragos estén cocidos y la calabaza esté tierna; esto tomará unos 10 minutos. Mientras tanto, ponga la cáscara, el tomillo, la sal, el requesón, la salsa y la pimienta en un plato grande y mézclelo suavemente.

Retire la bandeja del horno y saque con cuidado los dientes de ajo de debajo de la calabaza. Añádalo al ricotta y mézclelo bien. Añada los espárragos al tazón y su plato estará listo para servir.

9. "Risotto de calabaza y col rizada"

- 1 taza de Farro

- 2 tazas de agua hirviendo

- 5 tazas de caldo de pollo bajo en sodio

- 2 tazas y media de calabaza cortada en pequeños trozos

- Un manojo de col rizada

- 3 cucharadas de aceite de oliva

- 2 chalotas, picadas

- 2 dientes de ajo aplastados

- Media taza de vino blanco seco

- 1 cucharada de mantequilla sin sal

- 1/2 taza de queso parmesano

- 1/4 taza de pecorino Romano

- 1 cucharada de jugo de limón

- Sal y pimienta (a gusto)

Preparación

Añada las dos tazas de agua hirviendo al farro en un recipiente y déjelo en remojo durante unas horas.

Seque bien el farro y póngalo en una licuadora a alta velocidad.

Cocine el caldo de pollo en una sartén a fuego alto hasta que empiece a hervir.

Una vez hervido, baje el fuego a bajo, cúbralo y déjelo cocinar.

Coja una sartén grande, caliente las dos cucharadas de aceite de oliva a fuego medio.

Cocine los chalotes hasta que cambien de color.

Añada el ajo y cocine hasta que se dore ligeramente.

Añada el farro aplastado, asegúrese de que todo el farro esté cubierto de aceite.

Añada media taza de vino blanco y remueve hasta que el vino esté casi completamente cocido.

Reduzca el fuego a medio y añada alrededor de 1/4 de taza de caldo al mismo tiempo, revuelva el farro de risotto varias veces hasta que el líquido se absorba completamente.

Continúe añadiendo 1/4 de taza de caldo cada vez y revuelva suavemente hasta que el caldo esté completamente usado.

Cuando el caldo se haya mezclado con el risotto, en unos 30 minutos, retire el caldo del fuego y mézclelo con el queso parmesano, el pecorino romano, la mantequilla, el jugo de limón, la sal y la pimienta, la calabaza y la col rizada.

ÚLTIMAS PALABRAS

¡Gracias de nuevo por comprar este libro!

Esperemos que pueda ayudarles.

El siguiente paso es registrarse a nuestro boletín electrónico para recibir información sobre nuevos lanzamientos o próximas promociones. ¡Puede registrarse gratis, y como bono, también recibirá nuestro libro "7 errores de fitness que no hay que cometer"! Este libro explica los errores más comunes de la aptitud física y desmitifica sus complejidades y su ciencia. ¡Habiendo organizado todo este conocimiento y la ciencia de la aptitud física en un libro práctico le ayudará a comenzar en la dirección correcta para su nuevo viaje de aptitud física! Para suscribirse a nuestro boletín electrónico y obtener este libro gratuito, vaya al siguiente enlace y regístrese: www.effingopublishing.com/gift

Por último, si le ha gustado este libro, nos gustaría pedirle un favor, ¿sería tan amable de dejarnos un comentario? Sería muy apreciado. ¡Gracias y que tengan un buen viaje!

SOBRE LOS COAUTORES

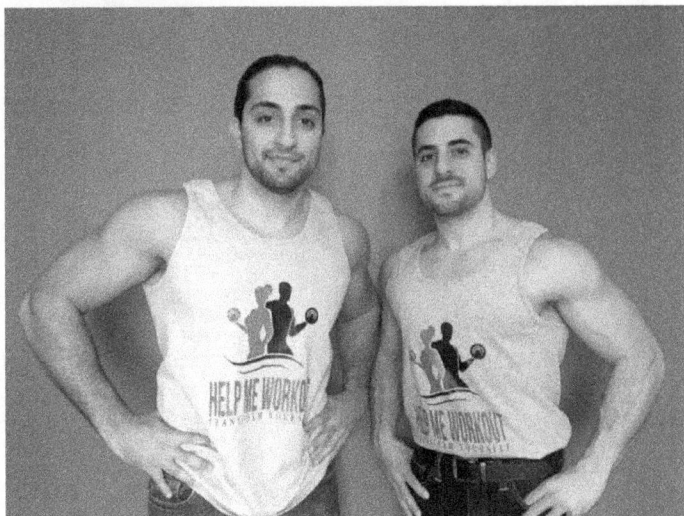

Nos llamamos Alex y George Kaplo; ambos somos entrenadores personales certificados de Montreal, Canadá. Empecemos por decir que no somos necesariamente los chicos más grandes que hayan visto y eso nunca ha sido nuestro objetivo. De hecho, empezamos a entrenar para superar nuestra mayor inseguridad cuando éramos más jóvenes: la confianza en nosotros mismos. Puede que esté pasando por un momento difícil ahora mismo, o puede que sólo quiera volver a ponerse en forma, y sin duda podemos entenderle.

Siempre hemos estado interesados por el mundo de la salud y el bienestar físico y queríamos ganar músculo por los abusos que sufrimos en la adolescencia. Nos dijimos que podíamos hacer algo para cambiar el aspecto de nuestros cuerpos. Así comenzó nuestro viaje de transformación. No sabíamos por dónde empezar, pero nos lanzamos de todos modos. Es cierto que a veces nos preocupamos y tememos que otras personas se burlen de nosotros por no hacer los ejercicios de la manera correcta. Por eso, siempre hemos querido que un amigo nos guíe y nos muestre las cuerdas.

Después de mucho trabajo, estudio y ensayo y error, algunas personas empezaron a notar lo bien que nos estábamos poniendo y el gran interés que teníamos por este tema. Esto ha llevado a muchos amigos y gente nueva a venir a nosotros y pedirnos consejos de fitness. ¡Al principio parecía extraño, pero lo que nos puso en marcha fue cuando esas mismas personas empezaron a ver cambios en sus propios cuerpos diciéndonos que era la primera vez que veían resultados así! Desde entonces, cada vez más gente seguían pidiéndonos consejo, lo que hizo que ambos nos diéramos cuenta, después de haber leído y estudiado tanto en este campo, que también nos permitía ayudar a los demás. Hasta ahora, hemos entrenado y capacitado a muchos clientes con resultados bastante sorprendentes.

Hoy en día, somos dueños y administradores de esta editorial, donde traemos a apasionados autores y expertos que escriben sobre temas relacionados con la salud y el bienestar físico. También dirigimos una empresa de fitness online y nos gustaría comunicarles que les invitamos a visitar el sitio web en la siguiente página para inscribirse a nuestro boletín electrónico (incluso recibirán un libro gratis).

Por último, si está en la situación en la que estábamos antes y necesita consejo, no dude en pedírnoslo.

¡Estamos aquí para ayudarle!

Sus entrenadores,

Alex y George Kaplo

Descargue otro libro gratis

Queremos agradecerle por comprar este libro y ofrecerle otro (tan largo y valioso como este), "Errores de salud y forma física que no sabe que está cometiendo" completamente gratis.

Visite el siguiente enlace para inscribirse y recibirlo:

www.effingopublishing.com/gift

En este libro, analizaremos los errores más comunes de salud y acondicionamiento físico, que usted probablemente está cometiendo en este momento, y le revelaremos cómo puede ponerse fácilmente en la mejor forma de su vida.

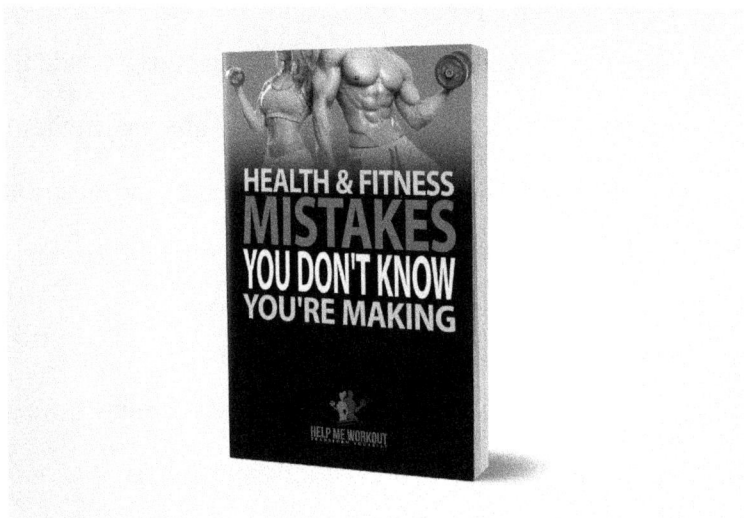

Además de este valioso regalo, usted también tendrá la oportunidad de recibir nuestros nuevos libros gratis, participar en sorteos y recibir otros valiosos correos electrónicos de nuestra parte. De nuevo, visite el enlace para registrarse:

www.effingopublishing.com/gift

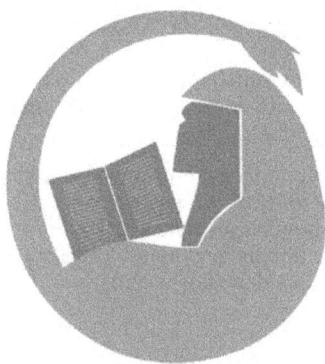

EFFINGO
Publishing

Para descubrir más libros, visite :

EffingoPublishing.com

www.ingramcontent.com/pod-product-compliance
Lightning Source LLC
Chambersburg PA
CBHW050725030426
42336CB00012B/1418